Lely Lubna Alaydrus

Um programa de rastreio do cancro colorrectal em Penang, Malásia

Lely Lubna Alaydrus

Um programa de rastreio do cancro colorrectal em Penang, Malásia

ScienciaScripts

Imprint

Any brand names and product names mentioned in this book are subject to trademark, brand or patent protection and are trademarks or registered trademarks of their respective holders. The use of brand names, product names, common names, trade names, product descriptions etc. even without a particular marking in this work is in no way to be construed to mean that such names may be regarded as unrestricted in respect of trademark and brand protection legislation and could thus be used by anyone.

Cover image: www.ingimage.com

This book is a translation from the original published under ISBN 978-3-330-34722-9.

Publisher:
Sciencia Scripts
is a trademark of
Dodo Books Indian Ocean Ltd. and OmniScriptum S.R.L publishing group

120 High Road, East Finchley, London, N2 9ED, United Kingdom
Str. Armeneasca 28/1, office 1, Chisinau MD-2012, Republic of Moldova, Europe
Printed at: see last page
ISBN: 978-620-7-93239-9

Copyright © Lely Lubna Alaydrus
Copyright © 2024 Dodo Books Indian Ocean Ltd. and OmniScriptum S.R.L publishing group

ÍNDICE DE CONTEÚDOS

DEDICAÇÃO

بسم الله الرحمن الرحيم

Dedico este trabalho a :

Os meus professores,

As minhas famílias,

Os meus colegas,

الحمدلله رب العالمين

AGRADECIMENTOS

Em nome de Deus, Clemente, Misericordiosíssimo. Louvado seja Deus, o Criador e Sustentador do Universo.

Antes de mais, gostaria de expressar a minha maior gratidão à minha principal supervisora, a Dra. Aishah Knight Abdul Shatar. Estou-lhe muito grato pelas suas críticas construtivas, pelos seus conselhos contínuos, pelos seus encorajamentos e pela sua meticulosidade nos pormenores. Agradeço sinceramente a sua grande paciência para me formar, desde o início, até ao nível em que me encontro atualmente.

Dr. Azmi Hassali e ao Prof. Dr. Narimah Samat, meus co-orientadores, pelo seu apoio e encorajamento ao longo do meu trabalho de investigação e na realização deste projeto.

Estou grato à Universiti Sains Malaysia (USM) e ao Institute of Post Graduate Studies (IPS) pelo seu apoio técnico e administrativo durante os meus estudos na USM.

Gostaria também de agradecer ao Advanced Medical and Dental Institute (AMDI), Kepala Batas, Pulau Pinang, por ter facilitado este estudo. A minha sincera gratidão vai também para a National Cancer Society Malaysia (NCSM), filial de Penang, por me ter ajudado a realizar o projeto.

Agradeço à AIMST University, Kedah, o meu local de trabalho, por me ter dado autorização para prosseguir os meus estudos na USM. Agradeço a todos os meus colegas do Departamento de Medicina Comunitária da Universidade AIMST pela sua compreensão e apoio.

Por último, a minha dedicação e agradecimento à minha família, pelo seu apoio e oração por mim. Que Alá lhes conceda prosperidade e segurança.

LISTA DE ABREVIATURAS

ACS	American Cancer Society
ASR	Age standardized rate
CFOBT	Chemical FOBT
CMS	Centre for Medicare and Medicaid Services
CPG	Clinical Practice Guidelines
CRC	Colorectal cancer
CT	Computed Tomography
FAP	Familial Adenomatous Polyposis
FDA	Food and Drug Administration (USA)
FIT	Faecal Immunochemical Test
FOBT	Faecal occult blood test
FOBT (+)	Participants with a positive result for FOBT
GFOBT	Guaiac faecal occult blood test
HNPCC	Hereditary Non-Polyposis Colorectal Cancer
HPV	Human papilloma virus
IFOBT	Immunochemical FOBT
JEPeM	Jawatankuasa Etika Penyelidikan Manusia
MAHTAS	Malaysian Health Technology Assessment Section
MRI	Magnetic Resonance Imaging
NCDP-1M	Non-communicable Diseases Prevention 1 Malaysia
NCR	National Cancer Registry
NCSM	National Cancer Society of Malaysia
NGOs	Non-government organizations

NSAID	Non-steroid anti inflammatory drugs
OR	Odds ratio
PASW	Predictive analytics software
PN	Patient navigator
ROC	Receiver operating characteristics
SCS	Singapore Cancer Society
SGH	Singapore General Hospital
SEER	Surveillance Epidemiology and End Result
UiTM	Universiti Teknologi Mara
UK	United Kingdom
USA	United States of America
VIF	Variance inflation factor

1.1 Contexto do estudo

O cancro colorrectal (CCR) é atualmente uma grande preocupação para muitos países desenvolvidos e em desenvolvimento. No passado, a maioria dos casos deste cancro ocorria nos países desenvolvidos e era considerada uma doença do estilo de vida ocidental (World Health Sciences, 2010). Nos últimos anos, a incidência do CCR tem vindo a aumentar nos países em desenvolvimento, devido a alterações no estilo de vida, que incluem um estilo de vida mais sedentário, obesidade, ingestão de álcool e hábito de fumar (Organização Mundial de Saúde, 2007).

De acordo com o Relatório do Registo Nacional do Cancro de 2011, o CCR foi o segundo cancro mais comum entre os homens e as mulheres na Malásia em 2007. Registaram-se 2.246 casos de CCR, ou seja, 12,3% de todos os casos de cancro. A taxa padronizada por idade (ASR) para os homens foi de 13,4 por 100 000 habitantes, enquanto para as mulheres foi de 10,2 por 100 000 habitantes. A TAS mais elevada foi registada no grupo étnico chinês, com 19,4 por 100 000 habitantes para os homens e 14,6 por 100 000 habitantes para as mulheres. Entre os homens indianos, a TAS foi de 10,2 por 100 000 habitantes; entre os homens malaios, de 10,1 por 100 000; entre as mulheres malaias, de 7,6 por 100 000; e a TAS mais baixa foi registada entre as mulheres indianas, de 6,9 por 100 000 (Omar, 2011).

Estes dados revelam que os chineses têm o maior risco de serem diagnosticados com CCR em comparação com outros grupos étnicos na Malásia (Ministério da Saúde, 2009). Por conseguinte, é importante dispor de um programa de rastreio do CCR na Malásia, especialmente entre o grupo étnico chinês. Além disso, nunca antes se tinha realizado um programa de rastreio do CCR na Malásia. Por conseguinte, este estudo constitui a primeira oportunidade de rastrear o CCR na comunidade.

O estado de Penang tem uma população de 1,5 milhões de habitantes, com uma repartição da população que revela uma maioria de grupo étnico chinês (46,5%), seguido de malaios (42,1%), indianos e outros (0,8%). O número de casos de cancro em Penang entre 1999 e 2003 foi de 7 553 casos, dos quais 3 514 eram homens e 4 039 eram mulheres (Bina Rai, 2005). Os casos de CRC ocorridos no estado de Penang durante esse mesmo intervalo de tempo foram 839 casos, sendo 458 do sexo masculino e 381 do sexo feminino. Dos 458 casos masculinos, o maior número de casos era de etinicidade chinesa, com 348 casos (76%), e dos 381 casos femininos, 284 casos (74,5%) eram também de etinicidade chinesa (Bina Rai, 2005).

Com uma população maioritariamente de etnia chinesa, Penang é um pouco semelhante a Singapura (Singstat, 2010). Com base na experiência de Singapura com o programa de rastreio do CCR realizado em 2008, é de esperar que, se forem disponibilizados 1000 kits de FOBT, seja identificado pelo menos um caso de CCR (Singapore Cancer Society, 2009). Por conseguinte, este estudo teve por objetivo avaliar um projeto de rastreio do CCR no estado de Penang, para detetar casos de CCR ou lesões pré-cancerosas (pólipos) numa fase precoce. O parâmetro de referência para o êxito do programa foi fixado na deteção de, pelo menos, um caso de CCR.

Foram realizados muitos programas de rastreio do CCR em vários outros países e apenas são comunicados os resultados do teste FOBT, mostrando o número de resultados positivos e negativos (Singapore Cancer Society, 2009-2011; Chew, 2009; Fu, 2009; Logan, 2012; Chong, 2013; Al Ahwal, 2013). Há ainda informações que não foram descritas, por exemplo, o feedback dos participantes relativamente ao exame das fezes, os motivos de não adesão ao FOBT e à colonoscopia, o conhecimento do CCR e a sensibilização para o exame das fezes. Estas informações podem ser úteis para os responsáveis pelo planeamento dos cuidados de saúde na formulação de um programa de rastreio. Por conseguinte, é oportuno realizar este estudo para avaliar um projeto de rastreio do CCR baseado na comunidade.

1.2 Objectivos do estudo

Os objectivos do presente estudo são os seguintes:

1. Avaliar um projeto de rastreio do CCR utilizando o kit FOBT, determinando a taxa de devolução

do kit FOBT e a taxa de adesão à colonoscopia entre os participantes com FOBT (+).

2. Avaliar os conhecimentos sobre a CRC e a sensibilização para o exame das fezes e as associações com os factores demográficos e avaliar a utilização do kit FOBT entre os participantes.

3. Descrever as razões para o não cumprimento do FOBT e da colonoscopia.

CAPÍTULO 2: REVISÃO DA LITERATURA

2.1 Cancro colorrectal

O cancro ou tumor maligno refere-se a um crescimento anormal e descoordenado com proliferação de células que podem invadir e destruir o tecido que o rodeia, espalhar-se para outros órgãos e causar a morte (Kumar, 2007).

O cancro colorrectal (CCR) é um cancro com origem nas células do cólon e do reto. A maioria dos cancros é do tipo adenocarcinoma (98%), sendo a maior parte das lesões precursoras originárias de adenomas. A maioria dos casos de CCR ocorre nos homens em comparação com as mulheres (Kumar, 2007).

A maioria dos adenomas aparece no cólon ou no reto por volta dos 50 anos de idade e evolui para cancro no prazo de 5 a 10 anos (Rozen, 2006).

O CCR é um cancro tratável e curável se for detectado numa fase precoce. O rastreio de rotina do CCR aumentará a taxa de deteção de adenomas pré-cancerosos, bem como do CCR. A remoção do adenoma pré-canceroso reduzirá a incidência futura de CCR (Rozen, 2006).

2.2 Epidemiologia

Nos EUA, o CCR foi responsável por 15% do número total de mortes por cancro e foi a segunda causa de morte mais comum entre todos os casos de cancro (Winawer, 2007). Todos os anos, pelo menos 1 milhão de pessoas nos EUA são diagnosticadas com CCR. Em 2007, registou-se um total de 1 023 000 casos nos EUA, cerca de 550 000 entre os homens e 473 000 entre as mulheres. O número de mortes foi de 278.000 homens e 255.000 mulheres (Winawer, 2007). Estima-se que cada pessoa tem 5% de hipóteses de contrair esta doença (Kumar, 2007) e que a maior incidência de CCR se verifica entre os afro-americanos (Jandorf, 2005). Com base nos dados da Surveillance Epidemiology and End Result (SEER) relativos a 1973-1989, calculou-se que a taxa de incidência de CCR entre os homens afro-americanos era de 39% e entre os homens brancos americanos era de 11%.

A taxa de incidência de CCR nas mulheres afro-americanas foi de 26% e nas mulheres brancas foi de 3%. Em 1990, a TAS nos EUA diminuiu devido ao êxito do programa de prevenção através da polipectomia (Winawer, 2007).

No Reino Unido, o CCR foi o terceiro cancro mais frequente, tanto nos homens (depois do cancro do pulmão e da próstata) como nas mulheres (depois do cancro da mama e do pulmão). A incidência é mais elevada nos homens do que nas mulheres. Todos os anos, são diagnosticados cerca de 32 000 novos casos de CCR, especialmente no reto e na região sigmoide (Garden, 2007). Na Europa de Leste e do Sul, a taxa de incidência aumentou, mas nas zonas da Europa Central e do Norte, estabilizou (Winawer, 2007).

Outros países que registaram uma elevada incidência de CCR foram o Canadá, a Austrália, a Nova Zelândia, a Dinamarca e a Suécia. Na Austrália, o CCR foi a segunda causa de morte mais comum entre todos os casos de cancro. O risco de contrair esta doença foi registado como sendo de 1:17 para os homens e de 1:26 para as mulheres (Austrália, 2004).

O CCR é também o terceiro tipo de cancro mais comum entre os homens e as mulheres na Ásia (Pourhoseingholi, 2012). Alguns países asiáticos registaram uma elevada incidência de CCR, como o Japão, Singapura, Coreia do Sul, Taiwan, Hong Kong e Irão (Kumar, 2007; Pourhoseingholi, 2012). No Japão, a incidência de CRC em pessoas com menos de 50 anos era muito baixa, mas aumentou drasticamente entre a população com 50 anos ou mais (Winawer, 2007). A incidência do CCR aumentou duas a quatro vezes nas últimas décadas em Singapura, na China, no Japão e na Coreia do Sul (Pourhoseingholi, 2012). A incidência do CCR é mais elevada entre os chineses do que noutros grupos étnicos da Ásia, tal como entre os chineses que vivem na Malásia (Pourhoseingholi, 2012). Além disso, a incidência do CCR nos países da Ásia-Pacífico é atualmente comparável à incidência do CCR nos países ocidentais, como os Estados Unidos, o Canadá e os países europeus (Wong, 2011).

A incidência do CCR também aumentou na última década na Malásia (Bina Rai, 2005). Há dez anos, o CCR era o terceiro cancro mais comum entre os homens e as mulheres na Malásia, mas é agora o segundo cancro mais comum (Bina Rai, 2005). Além disso, as neoplasias malignas tornaram-se a terceira causa de morte mais comum nos hospitais públicos da Malásia, a seguir à septicemia e às doenças cardíacas e pulmonares (Ministério da Saúde, 2009).

2.3 Etiologia e factores de risco

A causa do CCR é desconhecida (Allison, 2007). Existe uma relação complexa entre factores de risco ambientais e genéticos que contribuem para o desenvolvimento do CCR. A idade é um fator de risco, uma vez que a incidência do CCR aumenta após os 50 anos de idade. Outros factores de risco encontrados em muitos países incluem dietas com uma elevada proporção de carne animal cozinhada a altas temperaturas, uma baixa porção de vegetais ou frutas e um elevado consumo de álcool. O sexo, a obesidade, a falta de exercício físico, os hábitos tabágicos, a diabetes, as doenças inflamatórias do intestino, como a colite ulcerosa e a doença de Crohn, os pólipos adenomatosos e o cancro noutros órgãos também têm sido apontados como factores de risco (Rozen, 2006).

Uma pessoa com antecedentes familiares de CCR tem um risco mais elevado de contrair a doença, em comparação com uma pessoa sem antecedentes familiares (Rozen, 2006). Este risco foi estimado como sendo duas vezes superior ao de uma pessoa com uma história familiar negativa (American Cancer Society, 2008). Os factores genéticos que foram considerados importantes no CCR são a síndrome de Lynch (cancro colorrectal hereditário sem polipose), a polipose adenomatosa familiar, a polipose juvenil familiar e a síndrome de Peutz-Jeghers (Rozen, 2006).

2.4 Diagnóstico

O diagnóstico do CCR baseia-se nos sinais e sintomas, no exame laboratorial, radiológico e endoscópico. O historial do doente deve incluir perguntas sobre factores de risco e antecedentes médicos, como colite ulcerosa e hemorróidas, para identificar possíveis causas de sangue nas fezes.

2.4.1 Sinais e sintomas

Os sintomas e sinais clínicos do CCR dependem da localização do tumor no cólon ou no reto e da presença de disseminação. Se o tumor se encontrar no lado direito do cólon, o doente queixa-se normalmente de dor abdominal ou de uma sensação de massa no abdómen, ou de ambas. Se o tumor se encontrar no lado esquerdo do cólon, o doente queixa-se normalmente de dor abdominal, melaena ou hemorragia recente do reto e obstipação. Se o tumor se situar na área do reto-sigmoide ou do reto, os doentes apresentam normalmente melena rectal, obstipação, tenesmo e o diâmetro das fezes torna-se mais pequeno (Rozen, 2006). Pode haver uma história médica passada de colite ulcerosa, doença de Crohn, pólipos, hemorróidas, diabetes mellitus, uma vez que todos estes são factores de risco para este cancro.

No exame físico, no caso de um estádio avançado de CCR, podem encontrar-se sinais de anemia, perda de peso, aumento do tamanho do fígado, uma massa no abdómen, especialmente se o cancro se desenvolveu no lado direito. Pode haver sinais de obstrução intestinal, ascite e sintomas de dor parietal se houver invasão da parede do abdómen, dor perianal ou dor ciática na fase tardia do cancro do reto (Garden, 2007).

Um doente com CRC pode apresentar uma história e um exame físico semelhantes aos de uma apendicite ou diverticulite ou mesmo de uma perfuração crónica que produz sintomas de infeção recorrente do trato urinário e hematúria. Também pode haver sinais da síndrome de Peutz-Jeghers (hiperpigmentação da pele e das membranas mucosas).

Sabe-se que as neoplasias malignas do trato gastrointestinal produzem sintomas de fenómenos paraneoplásicos, por exemplo, acantose nigricans, dermatomiosite e hipercalcemia, mas estas são normalmente manifestações do CCR na sua fase tardia (Berg, 2001).

2.4.2 Exame laboratorial

O kit FOBT é utilizado para detetar sangue nas fezes. Tem uma elevada sensibilidade e especificidade, 92% e 96%, respetivamente, na deteção de CRC (Van Rossum, 2008; Park, 2010), mas são necessários mais exames para confirmar se o FOBT positivo se deve a CRC (Berg, 2001).

2.4.3 Exame radiológico

Os exames radiológicos são utilizados como ferramentas de diagnóstico para detetar o CCR e as metástases noutros órgãos. Cada tipo de exame radiológico tem as suas vantagens e desvantagens quando implementado num programa de rastreio.

2.4.3.1 Radiografia simples

A radiografia simples do abdómen pode ser realizada rapidamente, mas não seria uma modalidade de rastreio satisfatória, uma vez que, quando uma massa colorrectal é visível na radiografia, já se encontra numa fase tardia e pode já ter produzido sintomas. Além disso, as desvantagens dos exames de raios X são a exposição à radiação e a necessidade de preparação intestinal antes de qualquer exame radiológico abdominal.

Uma radiografia simples do tórax pode identificar a presença de metástases para o pulmão. Cerca de 10% dos doentes com cancro do reto apresentam metástases para os pulmões no momento do diagnóstico (Berg, 2001).

2.4.3.2 Enema de bário

Um clister de bário com duplo contraste está amplamente disponível em muitos locais (Winawer, 2007). Este exame pode detetar 90% dos casos de CCR e 80% dos pólipos com um diâmetro superior a 1 cm, mas é menos sensível para os pólipos com um diâmetro inferior a 1 cm (Rozen, 2006). Este exame deve ser repetido de cinco em cinco anos se não forem detectados pólipos (Cleveland, 2010). O enema de bário pode ajudar no diagnóstico, mas não pode facilitar uma biopsia ou polipectomia e requer uma boa preparação intestinal (Berg, 2001).

2.4.3.3 Tomografia computorizada (TC)

A tomografia computorizada pode ser utilizada para detetar a disseminação do CCR para outros órgãos, especialmente para o pulmão, fígado, abdómen, tórax e pélvis. No entanto, é necessário introduzir um agente de contraste na veia antes de efetuar o exame, o que o torna um procedimento invasivo (Berg, 2001). A exposição à radiação é mais elevada do que num raio-X normal, e alguns doentes tiveram uma reação alérgica ao agente de contraste (National Cancer Institute, 2012). Este exame é mais útil para o estadiamento do CCR do que para uma modalidade de rastreio.

2.4.3.4 Colonografia por tomografia computorizada (TC)

A colonoscopia por TC é também conhecida como colonoscopia virtual, endoscopia virtual ou endoscopia 3D. Pode mostrar uma figura tridimensional utilizando a tecnologia de raios X multislice. Este exame é menos invasivo do que a colonoscopia e o doente não necessita de sedação. A desvantagem deste procedimento é que continua a ser necessária uma colonoscopia se forem encontrados pólipos no cólon para polipectomia. O doente continua a necessitar de uma limpeza do cólon antes do exame (Berg, 2001).

A sensibilidade deste exame foi registada entre 45% e 97%, e a especificidade entre 26% e 97%, dependendo do tamanho dos pólipos. O exame não é satisfatório para pólipos com um tamanho de 6 a 9 mm. A sensibilidade e a especificidade aumentam para 93% e 97% para pólipos maiores, com diâmetro de 10 mm ou mais (Winawer, 2007). Os doentes que se submetem a este exame são expostos repetidamente a radiação ionizante e o custo deste exame é elevado (Winawer, 2007).

2.4.3.5 Imagiologia por Ressonância Magnética (MRI)

Este exame (RMN) é normalmente efectuado para detetar uma recidiva da CRC ou se o fígado não tiver sido visualizado adequadamente por TAC. As vantagens da RM em relação à TAC incluem a utilização de um agente de contraste não iodado para obter imagens mais nítidas e a ausência de exposição à radiação. A desvantagem da RM é o facto de ser um procedimento dispendioso. Em muitos países, as instalações para a realização de RMN são limitadas. Além disso, a RM não pode ser utilizada quando os doentes têm pacemakers ou quaisquer implantes metálicos, pelo que este exame não é adequado para o rastreio da população (Rozen, 2006).

2.4.4 Exame endoscópico

O exame endoscópico é um exame adequado para a deteção do CCR, quando aplicado num programa de rastreio do CCR. Para obter o máximo de vantagens e o mínimo de desvantagens para os doentes, têm de ser cumpridas determinadas condições e critérios, como se descreve nas subsecções seguintes.

2.4.4.1 Proctosigmoidoscopia rígida

Este exame tem sido relatado como capaz de detetar entre 25% e 30% dos casos de CRC. A vantagem deste exame é o facto de não necessitar de sedação ou de preparação para limpeza do cólon e de ser um procedimento ambulatório. Uma desvantagem da sigmoidoscopia rígida é que só tem um comprimento de endoscópio de 20 cm, pelo que só consegue alcançar a junção rectosigmoideia do cólon. O resto do cólon, onde 70% a 75% dos CRC podem desenvolver-se, não pode ser visualizado. Também é necessária uma formação adequada para efetuar este exame (Rozen, 2006).

2.4.4.2 Sigmoidoscopia flexível

Os comprimentos dos endoscópios flexíveis são de 30 cm e 60 cm, sendo possível a visualização do cólon sigmoide e do cólon descendente. Cerca de metade a dois terços dos casos de CRC podem ser detectados por este exame. O exame pode ser efectuado sem sedação, mas requer preparação intestinal (Rozen, 2006).

As complicações, incluindo a perfuração, podem ocorrer numa proporção de 1:10.000. No entanto, os relatórios demonstraram que a sigmoidoscopia flexível pode reduzir a mortalidade do cancro colorrectal em 60% a 70% (Winawer, 2007).

As desvantagens deste exame são o facto de não conseguir alcançar o cólon ascendente e transverso, pelo que o CRC que surge nessas áreas pode não ser detectado. Continua a ser necessária a preparação do intestino através de um clister. Além disso, o examinador necessita de formação suficiente para efetuar este exame (Rozen, 2006).

2.4.4.3 Colonoscopia

A colonoscopia permite visualizar todo o cólon. Pode ser utilizada como meio de diagnóstico, por exemplo, para efetuar uma biopsia. Também pode ser utilizada como instrumento terapêutico, uma vez que pode ser efectuada a ressecção dos pólipos (polipectomia). A colonoscopia pode também detetar pequenos pólipos com um diâmetro inferior a 10 mm.

A sensibilidade e a especificidade da colonoscopia foram registadas como sendo de 95% na deteção de pólipos e de CRC. A taxa de erro da colonoscopia para pólipos é de cerca de 15% a 25% para adenomas com diâmetro inferior a 5 mm e de 0% a 6% para adenomas iguais ou superiores a 10 mm (Winawer, 2007).

A deteção de pólipos por colonoscopia pode ajudar a reduzir a mortalidade do CCR em 60% a 80% e estima-se que a colonoscopia periódica com polipectomia possa prevenir 76% a 90% dos casos de CCR (Benuzillo, 2009).

A colonoscopia é considerada o exame de referência nos Estados Unidos, depois de se ter verificado que o FOBT era positivo (Winawer, 2007).

As desvantagens da colonoscopia incluem a necessidade de sedação e de preparações de limpeza do cólon. É necessário um operador altamente qualificado para efetuar o exame e o seu custo é elevado (Rozen, 2006).

A taxa de complicações da colonoscopia é de 1 a 2 em 1000 exames, as complicações que ocorrem incluem hemorragia grave e perfuração intestinal (Winawer, 2007).

2.5 Prevenção do CRC

A prevenção do CCR começa com a educação das pessoas relativamente à importância de uma boa alimentação e de estilos de vida saudáveis. A boa alimentação recomendada consiste em incluir mais fibras, legumes, fruta, peixe e leite de baixas calorias com suplementos diários suficientes de cálcio, ferro e ácido fólico. Um estilo de vida saudável inclui a prática regular de exercício físico, a abstenção de fumar, a redução do consumo de álcool, a prevenção da obesidade e a alteração do padrão de cozedura da carne e do peixe, minimizando a cozedura a altas temperaturas ou a assadura com carvão (Rozen, 2006).

Um homem saudável com doenças genéticas hereditárias, como a polipose adenomatosa familiar (PAF) e o cancro colorrectal hereditário sem polipose (HNPCC) ou a síndrome de Lynch, deve ser submetido a um rastreio regular desde uma idade precoce.

As pessoas com PAF têm de efetuar um programa anual de sigmoidoscopia, que deve ser iniciado a partir dos 10 a 12 anos de idade. Para as pessoas com HNPCC, o exame de colonoscopia deve ser iniciado 10 anos antes da idade do membro mais jovem da família que teve CCR (Winawer, 2007).

Na Malásia, foram implementados alguns programas de prevenção do cancro, como o auto-exame da mama e a mamografia para detetar o cancro da mama numa fase precoce, a imunização contra a hepatite B para os bebés, o exame de Papanicolaou e a imunização contra o vírus do papiloma humano (HPV) para as raparigas malaias com 13 anos ou mais contra o cancro do colo do útero e a campanha anti-tabaco (Lim, 2002; Ministério da Saúde, 2009; Norbaya, 2010).

O Ministério da Saúde da Malásia lançou o programa de Prevenção de Doenças Não Transmissíveis 1Malásia (NCDP-1M) em 2010 para detetar indivíduos com factores de risco de doenças não transmissíveis numa fase precoce (Omar, 2012). Em 2006, foi criado um Registo Nacional do Cancro (RNC) para recolher dados sobre os cancros na Malásia. O NCR facilita o fornecimento de informações sobre a incidência global do cancro na Malásia, o que é útil para o planeamento e a avaliação da prevenção e do controlo do cancro (Omar, 2012). Foram lançadas várias campanhas sobre estilos de vida saudáveis, como as actividades "andar 10 000 passos" e "senam tari" (Omar, 2012). Foi estabelecida uma colaboração entre os sectores público e privado e as organizações não governamentais na prevenção do cancro (Lim, 2002) e algumas organizações não governamentais na Malásia, como a Sociedade Nacional do Cancro da Malásia (NCSM) e o Conselho Nacional do Cancro (NCC), têm vindo a educar o público sobre o CCR, através de palestras e seminários sobre saúde e de aconselhamento aos doentes e às suas famílias. Estes programas são implementados para reduzir o peso do cancro na Malásia no futuro (Lim, 2012).

2.6 Rastreio do CCR

O rastreio é um processo de deteção de uma determinada doença em pessoas saudáveis ou assintomáticas na comunidade (Rozen, 2006). O rastreio do CCR é muito importante, uma vez que o CCR é conhecido por ser um cancro curável se for detectado numa fase precoce. Além disso, se os pólipos forem detectados e removidos, isso pode reduzir a incidência de cancro no futuro. Por conseguinte, o rastreio é muito útil para reduzir a mortalidade e a morbilidade do CCR.

Em alguns países, o rastreio do CCR tem sido efectuado por rotina, mas cada país tem um método de rastreio diferente. A escolha do método de rastreio depende dos recursos, como o apoio financeiro, a disponibilidade de serviços de saúde e o número de profissionais de saúde com formação.

O êxito de qualquer programa de despistagem depende de vários factores. Estes factores incluem a sensibilização do doente, a aprovação dos médicos dos cuidados de saúde primários, a aceitação dos participantes, fundos adequados, classificação exacta do grupo de risco, sensibilidade e especificidade do teste de rastreio, diagnóstico e tratamento em tempo útil e acompanhamento adequado (Winawer, 2007).

Em 2008, o Grupo de Trabalho Ásia-Pacífico para o CCR formulou um consenso sobre o rastreio do CCR nos países asiáticos. Afirmaram que o rastreio do CCR deve ser uma prioridade de saúde nacional devido ao rápido aumento dos casos de CCR nos países asiáticos, como a China, o Japão, a Coreia, Hong Kong, Singapura e Malásia (Sung, 2008).

Em países com recursos limitados, recomenda-se que o FOBT seja a primeira escolha para o rastreio do CCR. Um estudo efectuado por Lee et al. no Japão demonstrou que a utilização do teste FOBT imunoquímico (IFOBT) reduziu a mortalidade por CCR em 70% (Lee, 2007).

Em 2008, Singapura levou a cabo um programa de rastreio do CCR utilizando o IFOBT com uma boa resposta (Singapore Cancer Society, 2009). A Singapore Cancer Society levou a cabo o programa e distribuiu 22 510 kits FOBT à comunidade. Foram distribuídos gratuitamente kits FOBT, tendo cada participante recebido 2 kits. O resultado seria considerado um teste FOBT positivo se qualquer uma das amostras fosse positiva para sangue oculto. Os participantes com um teste FOBT positivo seriam submetidos a um exame de colonoscopia. Os participantes com TSA negativo eram aconselhados a repetir o exame TSA anualmente. O kit do teste FOBT utilizado foi o OC-Light Immunochemical FOBT, que foi o mesmo kit utilizado neste estudo.

O programa de rastreio em Singapura detectou 32 casos de CCR e removeu pólipos de 128 doentes, dos quais 91 eram pólipos pré-cancerosos. A Sociedade do Cancro de Singapura declarou que o programa de rastreio do CCR em 2008 foi bem sucedido e eficaz, tendo salvado a vida de 123 pessoas (Lau, 2009).

2.6.1 Rastreio do CCR na Malásia

O Ministério da Saúde da Malásia registou um aumento da incidência de CCR na Malásia. A TAS era de 8,1 por 100 000 habitantes em 1987; 11,9 em 1998; 13,9 em 2002; e 18,4 em 2006 na Malásia Peninsular (Azlie, 2011), mas não foi implementado qualquer rastreio do CCR na Malásia a nível nacional. Em agosto de 2010, o Ministério da Saúde da Malásia realizou um projeto de rastreio do CCR em Negeri Sembilan, na Malásia, e rastreou 310 pessoas utilizando o IFOBT (Omar, 2012).

Em 2013, foi realizado outro projeto de rastreio do CCR no estado de Kedah, na Malásia, que visou populações assintomáticas de homens e mulheres com 50 anos de idade ou mais (Radzi, 2013). De acordo com as directrizes de prática clínica (CPG) para o rastreio do CCR na Malásia de 2001, o tipo de FOBT recomendado para o rastreio é o Hemoccult II (SmithKline Diagnostic Inc., San Jose, CA) e a colonoscopia deve ser utilizada para indivíduos de alto risco (Qureshi, 2001). No entanto, a Secção de Avaliação das Tecnologias da Saúde da Malásia (MAHTAS), sob a alçada da Divisão de Desenvolvimento Médico do Ministério da Saúde da Malásia, recomendou a utilização do teste FOBT imunoquímico (IFOBT) para o rastreio do CCR na população geral da Malásia (Azlie, 2011). Uma vez que este estudo foi efectuado em 2009, pode considerar-se que foi o início da utilização do IFOBT na Malásia.

2.7 Sensibilização para o exame de fezes e conhecimento do CCR

Poucos estudos referem a sensibilização para o exame das fezes e os conhecimentos sobre o CCR, especialmente na Malásia. A maioria dos investigadores não apresentou relatórios sobre a sensibilização para o exame das fezes, o conhecimento do CCR ou o feedback relativamente à utilização do FOBT. Um estudo realizado por Harmy et al. entre pacientes de risco moderado no oeste da Malásia mostrou que a maioria dos pacientes tinha baixo conhecimento e atitude em relação ao rastreio do CCR (Harmy, 2011). Um estudo efectuado por Bobryshev et al. com 300 estudantes universitários na Malásia mostrou que a maioria dos participantes não tinha conhecimentos sobre o rastreio de sangue oculto nas fezes e a colonoscopia (Bobryshev, 2013). Outro estudo efectuado por Nahas et al. entre estudantes universitários em Penang revelou que a maioria dos estudantes não tinha conhecimentos sobre o CCR e os hábitos alimentares relacionados com o CCR (Nahas, 2013). Um projeto de rastreio do CCR realizado por Chong et al. entre 153 participantes em Kuala Lumpur não efectuou uma avaliação da sensibilização para o exame das fezes ou dos conhecimentos sobre o CCR (Chong, 2013).

Alguns estudos de outros países avaliaram o conhecimento sobre o CCR. Um exemplo é um estudo realizado por Wong et al. na China, que indicou que os participantes de alto risco (homens e fumadores) tinham poucos conhecimentos sobre o CCR (Wong, 2013). Outro estudo na Turquia, realizado por Kaya et al. com 100 profissionais de saúde auxiliares, encontrou alguma deficiência de conhecimentos sobre o diagnóstico precoce, o rastreio do CCR e as potenciais causas do CCR entre os seus participantes (Kaya, 2013). Este estudo avaliaria pela primeira vez um programa de rastreio do CCR, bem como os conhecimentos sobre o CCR e a sensibilização para o exame das fezes na Malásia.

2.8 Kit FOBT

O kit FOBT é um kit para detetar sangue oculto nas fezes humanas. Em condições normais, não deve haver sangue nas fezes. A presença de sangue nas fezes pode ser causada por várias doenças, como doenças inflamatórias intestinais, hemorróidas, pólipos e cancro do trato gastrointestinal. São necessários outros exames, como a colonoscopia, a sigmoidoscopia e o enema de bário, para confirmar o diagnóstico destas doenças e excluir a hipótese de cancro.

Existem dois tipos de kits FOBT, um FOBT químico (CFOBT) e um FOBT imunoquímico (IFOBT) ou FIT.

2.8.1 FOBT químico

O teste FOBT químico é também designado por teste do guaiaco, uma vez que utiliza ácido guaiaco. Em princípio, o exame detecta a atividade da peroxidase no heme e o guaiaco é oxidado e torna-se azul. Se ocorrer uma mudança de cor, o resultado é positivo, o que indica que ocorreu uma hemorragia no cólon ou no reto (Allison , 2007).

Alguns exemplos de kits de teste guaiaco são Hemoccult II (Beckam Coulter Inc., Primary Care Diagnostic, LA, CA, EUA); Hemoccult Sensa, Hema-screen (Immunostics, Ocean, NJ). No entanto, o Hemoccult II e o Hemoccult Sensa têm algumas desvantagens. O Hemoccult II tem uma sensibilidade baixa e o Hemoccult Sensa tem uma especificidade baixa na deteção de cancro e de pólipos significativos (>1 cm). A baixa sensibilidade limitará a eficácia na redução da taxa de mortalidade do CCR, e a baixa especificidade aumentará o custo do rastreio por colonoscopia e o incómodo para os doentes que têm de se submeter a estes procedimentos (Allison, 2007).

Podem ocorrer resultados falsos positivos porque o heme também se encontra na carne vermelha e a atividade da peroxidase também pode ser encontrada em frutos e legumes frescos, como os brócolos e o rabanete branco. A vitamina C também pode afetar o resultado, porque pode inibir a reação do guaiaco. Por conseguinte, um teste com guaiaco requer a restrição de certos alimentos antes da realização do exame (Allison, 2007). Este facto pode levar a uma baixa participação no programa de rastreio, o que foi demonstrado num estudo realizado na Austrália com voluntários motivados a quem foi pedido que restringissem certos alimentos antes do teste. Devido a esta restrição, o número de participantes desceu 13%, porque na Austrália a carne vermelha é uma grande parte da dieta normal das pessoas (Allison, 2007).

Além disso, as amostras de fezes para a prova do guaiaco têm de estar secas e têm de ser esfregadas no papel impregnado do kit com o pau de madeira. Isto também pode reduzir a aceitação dos participantes em fazer o teste (Allison, 2007), pelo que estas são as razões pelas quais o TSA químico não foi utilizado neste estudo, porque tem muitas limitações, e atualmente o TSA químico foi substituído em alguns países pelo TSA imunoquímico, porque tem mais vantagens (Winawer, 2007).

2.8.2 FOBT imunoquímico

O teste imunoquímico FOBT (IFOBT) ou FIT é um novo tipo de kit FOBT. Alguns exemplos de IFOBT que têm sido utilizados num grande número de pessoas do grupo de risco médio são FlexSure OBT, HemeSelect, Insure, MagStream 1000/Hem SP (Fuji Rebio Inc, Tóquio, Japão). Outros exemplos são o Hemoccult-ICT, o Instant View, o ImmoCare, o MonoHaem, o Clearview Ultra-FOB, o OC Auto Micro 80 e o Magstream Hem Sp (Allison, 2007).

O IFOBT mais utilizado nos EUA é o Insure (Enterix Corporation, Falmouth, Maine). Foi aprovado pela U.S. Food and Drug Administration (FDA) porque tem uma maior sensibilidade e especificidade em comparação com o FOBT guaiaco ou outros kits FOBT imunoquímicos (Allison, 2003). O IFOBT utilizado no Japão é o ImmudiaHem Sp (Fujirebio Inc, Tóquio). No Reino Unido, o IFOBT utilizado é o HemeSelect e o FlexSure OBT da Smith Kline Diagnostic, San Jose, Califórnia (Allison, 2003).

Na Malásia, o OC-Light IFOBT está disponível e é distribuído pela Nagase Shd Bhd em Kuala-Lumpur. É importado da empresa Eiken, no Japão (Nagase, 2009a). Este IFOBT foi utilizado neste estudo, devido às suas vantagens em comparação com o teste guaiaco. Outros IFOBT disponíveis na Malásia são o VEDA LAB Hem Check-1 (França),

Chemtrue One-Step FOBT Test (China), e ACON FOB One Step Faecal Occult Blood (EUA) (Azlie, 2011).

O IFOBT foi utilizado neste estudo, porque o IFOBT é superior ao FOBT guaiaco. O IFOBT utiliza anticorpos monoclonais e policlonais específicos para detetar a hemoglobina humana nas fezes. Estes anticorpos são marcados e reagem com antigénios da globina nas fezes, produzindo um resultado positivo (Allison, 2007).

O IFOBT é mais específico para detetar a globina proveniente do intestino grosso, porque a globina não sobrevive à passagem pelo trato gastrointestinal superior (Allison, 2007).

Além disso, o IFOBT não reage com globina que não seja de origem humana, por exemplo, de carne, vegetais não cozinhados ou frutos que possam conter atividade peroxidase. Por conseguinte, não é necessária uma dieta restrita antes do teste (Allison, 2007).

O IFOBT não é afetado por medicamentos como os anti-inflamatórios não esteróides (AINE) e a vitamina C. O procedimento de colheita de amostras é relativamente simples em comparação com o teste guaiaco. O IFOBT pode ser analisado por uma máquina fornecida pelo fabricante do kit FOBT e o intérprete não necessita de formação especial para o efetuar. Em 2004, o Centro de Serviços Medicare e Medicaid (CMS) dos EUA declarou que o IFOBT é um kit adequado e eficaz para os programas de rastreio do CCR. A sua utilização numa grande população pode ser ajustada de acordo com a capacidade do governo ou do promotor do rastreio para disponibilizar o orçamento e os recursos humanos. Além disso, pode obter bons resultados (Allison, 2007).

A utilização da colonoscopia como ferramenta de rastreio de primeira linha nos EUA é inadequada, pelo que a IFOBT foi recomendada como modalidade de rastreio de primeira linha nos EUA (Allison, 2007).

A Secção de Avaliação das Tecnologias da Saúde da Malásia (MAHTAS), sob a alçada da Secção de Desenvolvimento Médico do Ministério da Saúde da Malásia, avaliou a exatidão, a segurança e a eficácia da IFOBT e referiu que esta pode ser considerada para o rastreio do CCR na população geral da Malásia (Azlie, 2011), pelo que a IFOBT foi escolhida para este estudo.

2.9 Sociedade Nacional do Cancro da Malásia, secção de Penang

A National Cancer Society of Malaysia (NCSM) Penang Branch é uma organização não governamental sem fins lucrativos. É uma sucursal da NCSM de Kuala Lumpur, criada em 1968 (National Cancer Society of Malaysia, 2010).

A organização tem a seguinte visão,

> ... para ajudar a reduzir o peso do cancro no país através de: divulgação de informação sobre o cancro, prevenção do cancro, deteção precoce do cancro através de rastreio, apoio aos doentes e apoio ao registo do cancro com base em Penang (National Cancer Society of Malaysia, 2010).

Desde a sua criação em 1968, a secção de Penang do NCSM lançou muitas actividades relacionadas com a luta contra o cancro. A NCSM organizou actividades como o rastreio do cancro do colo do útero, seminários, palestras, cursos, conferências sobre o cancro, etc. Em 1989, a sociedade lançou um centro de mamografia e ofereceu mamografias de rastreio ao público mediante o pagamento de uma pequena taxa. Em 1992, a sociedade lançou o "Hospice at Home Programme" (programa de cuidados paliativos ao domicílio) e, desde 1995, a sociedade tem dado formação sobre o cancro aos alunos de muitas escolas de Penang. O NCSM geriu o Rumah Hospice Penang de 2001 a 2009. Em 2005, a NCSM recebeu a franquia "Relay for Life" da American Cancer Society e tem organizado anualmente eventos de angariação de fundos em Penang. Os fundos angariados junto do público têm sido utilizados para financiar as actividades realizadas pela sociedade. Em 2009, a sociedade realizou palestras sobre a saúde do CCR em várias organizações de idosos no estado de Penang e ajudou na distribuição e recolha dos kits FOBT junto dos participantes e no envio dos kits FOBT para o laboratório (National Cancer Society of Malaysia, 2010).

2.10 Quadro concetual

O rastreio do CCR foi avaliado neste estudo. O êxito do rastreio seria influenciado pela adesão dos participantes ao teste FOBT. Quanto maior for o número de kits do teste FOBT devolvidos, maior será a adesão ao teste FOBT e um número reduzido de kits FOBT devolvidos revela uma baixa adesão ao teste FOBT. Serão explorados alguns factores que influenciam a adesão ao teste FOBT. Os participantes com um teste FOBT positivo foram incentivados a submeter-se a um exame de colonoscopia e identificou-se a taxa de adesão à colonoscopia, bem como os factores que a influenciam.

A vontade de participar no rastreio pode ser afetada pela sensibilização para o exame das fezes e pelos conhecimentos dos participantes sobre o CCR (Stokamer, 2005). Uma boa sensibilização e um bom conhecimento do CCR devem aumentar a adesão ao teste FOBT e à colonoscopia. Previu-se que alguns factores demográficos teriam associações significativas com a sensibilização dos participantes para o exame de fezes e os conhecimentos sobre o CCR. A identificação de factores demográficos que foram preditores de bons conhecimentos sobre o CCR e de sensibilização para o exame das fezes pode ajudar os responsáveis pelo planeamento dos cuidados de saúde a identificar áreas prioritárias para centrar os programas de educação para a saúde que, no futuro, ajudariam a garantir uma boa adesão às actividades de rastreio.

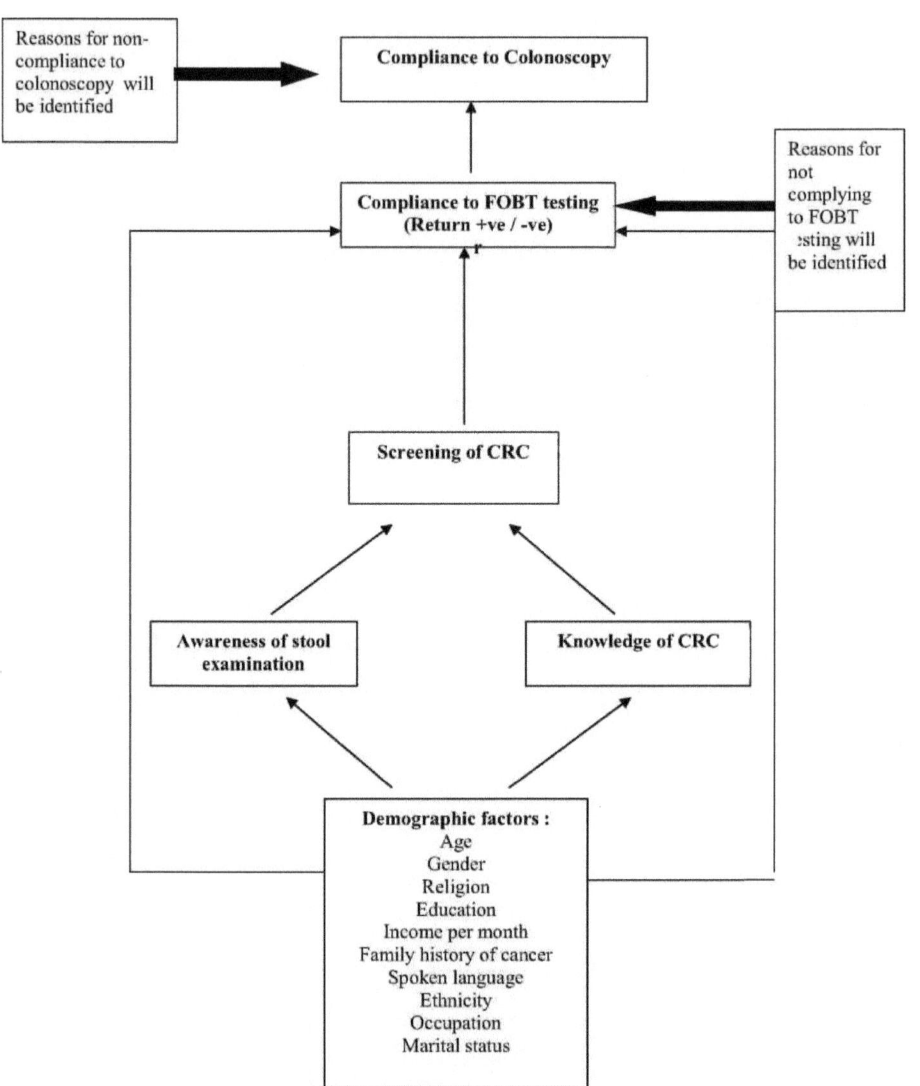

Fig. 2.1 Quadro concetual

CAPÍTULO 3: MATERIAL E MÉTODOS

3.1 Conceção do estudo

Foi utilizado um desenho de estudo avaliativo (transversal) para recolher todos os dados necessários para este estudo.

3.2 Localização e tempo

A distribuição de kits FOBT foi efectuada no estado de Penang, na Malásia, de junho de 2009 a novembro de 2009 (6 meses). Os participantes foram acompanhados até dezembro de 2009 para registar a devolução dos kits FOBT. Os kits que foram devolvidos depois de dezembro de 2009 não foram incluídos no acompanhamento.

3.3 Critérios de inclusão e exclusão de participantes

Os critérios de inclusão para este estudo foram os participantes que estiveram presentes nas campanhas de sensibilização para a DRC realizadas em várias organizações de cidadãos seniores no estado de Penang que têm a maioria dos membros com 50 anos de idade ou mais. Os critérios de exclusão foram uma história médica anterior de hemorróidas ou outro diagnóstico de doença inflamatória intestinal.

3.4 Métodos

Foram distribuídos mil kits OC-Light FOBT aos participantes através de várias organizações não governamentais (ONG), com membros, a maioria dos quais com 50 anos ou mais. O pessoal da National Cancer Society Malaysia (NCSM), filial de Penang, ajudou na distribuição dos kits FOBT e dos questionários. As ONG organizaram uma série de palestras sobre saúde, numa tentativa de maximizar o interesse dos seus membros.

Foi pedido aos participantes que preenchessem o questionário A antes de lhes ser entregue um kit FOBT. A carta de consentimento informado foi anexada ao questionário A para os participantes assinarem.

Depois de preencherem o questionário A, os participantes receberam um envelope selado e endereçado que continha o kit FOBT, uma folha de instruções e um conjunto de questionários B. Em seguida, os participantes assistiram à palestra sobre saúde do CRC e um membro do pessoal do NCSM explicou aos participantes como efetuar o teste FOBT em casa, tanto em chinês como em inglês. Os participantes foram instruídos a efetuar o teste em casa e a devolver o kit FOBT, juntamente com o questionário B completamente respondido, à sucursal do NCSM em Penang, como centro de recolha. Os kits FOBT foram então enviados para um laboratório designado.

Os resultados laboratoriais foram enviados ao NCSM e ao investigador. O pessoal do NCSM entrava então em contacto com os participantes e transmitia-lhes os resultados. Os participantes com resultados positivos foram encorajados a efetuar um segundo teste pelo NCSM. No entanto, esta ideia não foi proposta pelo investigador na proposta de investigação no início, pelo que, neste estudo, todos os dados de testes repetidos (n=30) não foram incluídos na análise.

Os participantes que não devolveram os kits FOBT foram entrevistados por telefone para apurar os motivos, utilizando o Questionário C.

Além disso, os participantes com resultados positivos foram entrevistados por telefone para saber o que sentiam em relação ao resultado positivo, utilizando o Questionário D, e foram também aconselhados a fazer o exame de colonoscopia. Dois meses após os resultados, foram novamente entrevistados para saber se tinham ou não efectuado a colonoscopia. Se a resposta fosse negativa, era-lhes perguntado o motivo pelo qual não o tinham feito, utilizando o Questionário E. Os participantes que tinham sido submetidos à colonoscopia eram questionados sobre o resultado do exame e era pedida uma cópia do relatório da colonoscopia.

Os participantes que tiveram um diagnóstico de CCR após o rastreio FOBT foram contactados para serem submetidos a uma entrevista aprofundada utilizando o Questionário F para saber o que sentiam em relação ao resultado. Os participantes sem CRC foram aconselhados a repetir o teste FOBT anualmente. Os questionários gerais formatados para este estudo estão resumidos na Tabela 3.1.

Quadro 3.1
Tipo de questionários

Tipo de Questionário	Objetivo
Questionário A	consistia em perguntas sobre os dados demográficos dos participantes, a consciencialização para o exame das fezes e o conhecimento do CCR.
Questionário B	O questionário consistia em perguntas que exploravam as dificuldades encontradas pelos participantes na realização do teste. O questionário foi devolvido juntamente com o kit FOBT utilizado.
Questionário C	utilizado pelo investigador para realizar uma entrevista telefónica aos participantes que não devolveram o kit, que consistia em perguntas destinadas a apurar as razões do não cumprimento do teste FOBT.
Questionário D	consistia em perguntas para explorar os sentimentos dos participantes que tinham um resultado positivo de FOBT e os seus planos para fazer uma colonoscopia.
Questionário E	consistia em perguntas para saber se os participantes tinham ou não efectuado a colonoscopia e para saber as razões para o facto de não a terem feito.
Questionário F	consistiu em perguntas dirigidas aos participantes diagnosticados com CRC, numa entrevista aprofundada.

Os diagramas de fluxo para o processo global de recolha de dados são apresentados na Figura 3.1 e na Figura 3.2.

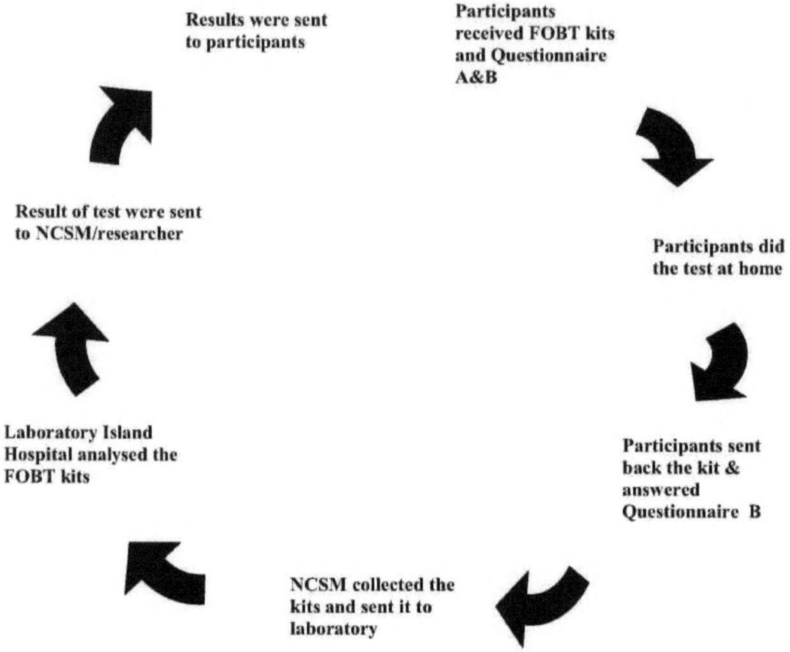

Figura 3.1 Fluxograma do procedimento de recolha de dados

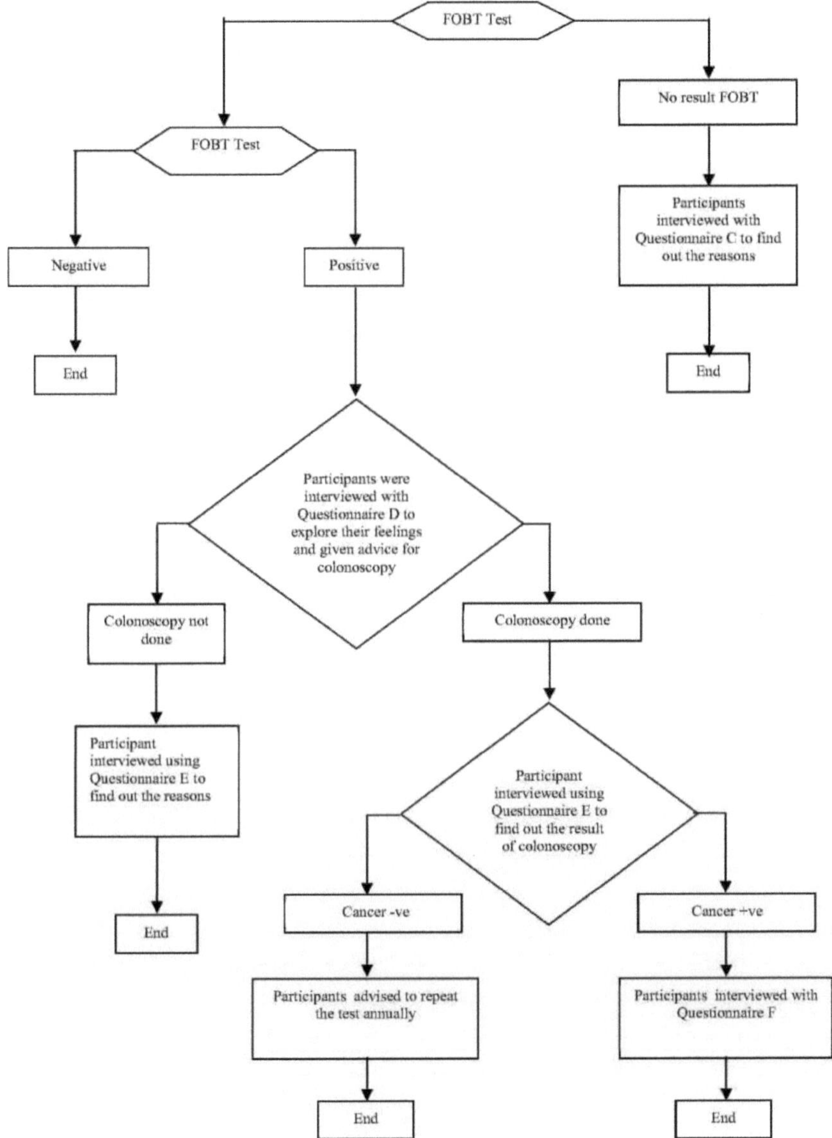

Figura 3.2. Resultado do fluxograma do FOBT

3.4.1 Variáveis

1. **Género :**

Identidade do participante, quer se trate de um homem ou de uma mulher.

2. **Idade :**

Idade do participante em anos.

3. **Etnia :**

Etinicidade do participante: malaio, chinês, indiano ou outros.

4. **Religião :**

Religião do participante: se segue a religião de : Islão;

Cristianismo; Hinduísmo; Budismo; ou outras religiões.

5. **Estado civil :**

Estado civil do participante: solteiro, casado ou outros.

6. **Profissão :**

Ocupação do participante: se trabalha no sector público, no sector privado, por conta própria,

desempregado, reformado ou outros.

7. **Nível de escolaridade :**

Nível de educação do participante, quer tenha obtido o ensino primário, o ensino secundário

inferior ou superior, o ensino superior, um certificado, um diploma ou outros.

8. **Rendimento por mês :**

Rendimento mensal do participante em ringgit da Malásia.

9. **Língua falada :**

A língua que o participante fala diariamente: se fala apenas malaio, malaio e outras línguas ou

não fala malaio.

10. **História familiar de cancro**

A história de qualquer tipo de cancro na família do participante.

11. **Sensibilização para o exame das fezes**

Consciência do participante em relação ao exame de fezes: se o participante tem uma

consciência adequada ou fraca, com base nas pontuações dadas às respostas do participante às

perguntas relacionadas com a consciência do exame de fezes no questionário A. A pontuação é explicada com mais pormenor na secção 3.4.4

12. Conhecimento do CRC

Conhecimento do participante sobre o CCR: se o participante tem um conhecimento adequado ou insuficiente, com base nas pontuações atribuídas às respostas do participante às perguntas relacionadas com o CCR no questionário A. A pontuação é explicada mais pormenorizadamente na secção 3.4.4.

13. Retorno +ve ou retorno -ve

Retorno +ve significa que o participante devolveu o kit FOBT e retorno -ve significa que o participante não devolveu o kit FOBT.

3.4.2 Preparação para o teste FOBT

Não foram necessárias preparações especiais, tais como restrições alimentares, antes da realização do teste. Os participantes com menstruação foram aconselhados a efetuar o teste FOBT após a menstruação. Aos participantes que tomavam habitualmente medicamentos, como corticosteróides, reserpina ou álcool, foi pedido que se abstivessem durante dois dias antes de colherem a amostra de fezes.

A técnica de recolha de amostras foi explicada durante a palestra e foi incluída uma folha de orientação em cada embalagem do kit FOBT. As fezes duras têm de ser amolecidas primeiro com um pouco de água. A amostra FOBT tem de ser enviada para o laboratório no prazo de três dias para ser interpretada.

3.4.3 Interpretação do resultado do FOBT

A interpretação foi efectuada utilizando uma tira especial fornecida pela Nagase Sdn Bhd Malaysia. Neste estudo, todos os kits FOBT foram enviados para o laboratório do Island Hospital, em Penang, para análise e interpretação.

Um resultado positivo era indicado pelo aparecimento de duas linhas na parte inferior e na parte superior da tira. Um resultado negativo seria registado se apenas aparecesse uma linha na parte superior da tira. Um resultado equívoco seria indicado pelo aparecimento de uma linha na parte inferior da tira, ou quando não aparecessem linhas nem na parte inferior nem na parte superior da tira (Nagase, 2009a). O laboratório forneceu uma lista dos resultados do kit FOBT juntamente com os nomes, a idade, o género e o número do bilhete de identidade dos participantes. Este facto permitiu associar os resultados do FOBT aos dados disponíveis nos questionários A e B.

3.4.4 Análise de dados

Os dados foram analisados utilizando o software de análise preditiva (PASW) statistics 18. Os dados em bruto foram limpos e a lista dos resultados do FOBT do laboratório foi cruzada com a base de dados dos questionários.

Foram elaboradas tabelas de frequência para descrever os dados demográficos dos participantes e os resultados do teste FOBT. Foi efectuada uma análise univariada com o teste do qui-quadrado para analisar os dados categóricos. Foi efectuada uma análise multivariada com análises de regressão logística binária para explorar as relações entre os dados demográficos e (a) a sensibilização para o exame das fezes, (b) o conhecimento do CCR, (c) a devolução do kit do TSA. O nível de significância foi fixado em $p < 0,05$ para todos os testes estatísticos. A entrevista com um familiar de um doente com CRC foi gravada e transcrita, mas não pôde ser analisada porque só havia um doente com CRC.

A pontuação para o conhecimento do exame de fezes foi obtida do Questionário A, a partir das perguntas de número 14, 15 e 16. Para a questão 14, foi atribuído um ponto para a resposta "sim"; para a questão 15, um ponto para a resposta "pelo menos uma vez" e para a questão 16, um ponto para cada resposta "uma vez/ano e sempre que for encontrada alguma anormalidade nas fezes". Os pontos foram totalizados e as pontuações foram classificadas como adequadas se a pontuação fosse igual ou superior a 2, e pobres se a pontuação fosse inferior a 2.

A pontuação relativa ao conhecimento do CCR foi obtida no Questionário A, a partir das perguntas 17, 18, 19 e 20. Foram atribuídos pontos por cada resposta correcta à pergunta. Para a questão número 17, foram atribuídos dois pontos para as respostas D e F; um ponto para as respostas B e E, e zero para as outras respostas.

Para a pergunta 18, foi atribuído um ponto à resposta "sim" e zero à resposta "não". Para a pergunta número 19, foram atribuídos dois pontos para a resposta A ou B ou C, ou J, ou H, ou K; um ponto para a resposta D, ou E, ou F, ou G; e zero para a resposta I. Para a pergunta número 20, foi atribuído um ponto para a resposta D e zero para as outras respostas. Todos os pontos foram somados para se obter uma pontuação final, que foi classificada como adequada se a pontuação total fosse igual ou superior à pontuação média (>12), e como má se a pontuação total fosse inferior à pontuação média (<12).

3.4.5 Validação e fiabilidade do questionário

A validade e a fiabilidade do questionário foram realizadas para o questionário A. A validade de conteúdo e a validade facial foram realizadas pelos investigadores. Foi realizado um estudo piloto para determinar a fiabilidade do questionário. Depois de testar os questionários ($n = 20$), o alfa de Cronbach para a consciencialização do exame das fezes foi de 0,625 e para o conhecimento do CCR foi de 0,386. Foram efectuadas alterações para melhorar o valor do alfa de Cronbach. Foram eliminadas duas perguntas relacionadas com o conhecimento do CCR e foram incluídas mais opções para os factores de risco relacionados com o CCR. Após as correcções, o alfa de Cronbach para o conhecimento do CCR foi de 0,627.

3.4.6 Dimensão da amostra

A dimensão da amostra foi calculada utilizando a fórmula desenvolvida por Snedecor e Cochran (Budiarto, 2004):

$$n = \frac{Z^2 P(1 - P)}{d^2}$$

em que n = dimensão da amostra, Z = estatística Z para um nível de confiança, P = prevalência ou proporção esperada, d = precisão (Naing, 2006).

Neste estudo, o valor Z é de 1,96 para um nível de confiança de 95%; *o valor P* é de 0,5; o valor d é de 0,05; consequentemente, a dimensão mínima da amostra (n) necessária é de 385.

3.5 Financiamento da investigação e aprovação ética

O estudo foi financiado pela Universiti Sains Malaysia com o subsídio de curto prazo número 304/CIPPT/63100. A aprovação ética foi concedida pelo Comité de Ética para a Investigação (Humana) da Universiti Sains Malaysia ou pelo JEPeM (*Jawatankuasa Etika Penyelidikan Manusia*).

Neste estudo, foram distribuídos 970 kits de FOBT, de junho a novembro de 2009, aos membros da audiência das palestras sobre saúde realizadas pela delegação de Penang do NCSM. Dos 970 kits, 550 foram devolvidos e interpretados com êxito no laboratório, e 468 responderam ao questionário A, enquanto os outros 82 não responderam ao questionário A. Por conseguinte, estes 82 participantes não foram incluídos na análise. Por outro lado, dos 420 participantes que não devolveram os seus kits, 149 responderam ao questionário A, pelo que estes dados foram incluídos na análise. Por conseguinte, dos 970 questionários distribuídos, foram analisados 617 questionários A: 468 questionários dos kits devolvidos e 149 questionários dos kits não devolvidos. Assim, a taxa total de resposta ao questionário A foi de 63,6%, o que é considerado aceitável para uma taxa de resposta a um questionário (Badger, 2005). A distribuição dos kits FOBT e do questionário A é descrita no fluxograma apresentado na Figura 4.1.

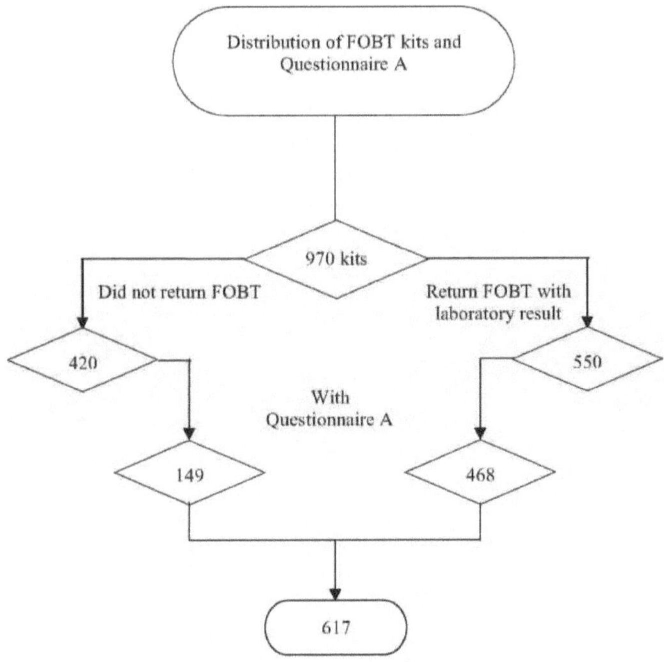

Figura 4.1. Fluxograma da distribuição dos kits FOBT e do questionário A

4.1 Dados demográficos e resultado do teste FOBT

Os dados demográficos dos participantes e o resultado do teste FOBT estão descritos em Tabela 4.1.

Quadro 4.1
Dados demográficos e resultado do teste FOBT

Variáveis	Frequência (n = 617)	% (100)	FOBT +ve (n = 31)	FOBT -ve (n = 437)	FOBT não devolvido (n = 149)
Género :					
Feminino	352	57.1	20	246	86
Masculino	265	42.9	11	191	63
Idade do inquirido (anos) :					
< 50	112	18.2	2	60	50
50-59	235	38.1	9	179	47
60-69	196	31.8	16	140	40
70-79	55	8.9	1	44	10
>80	12	1.9	3	7	2
Não há dados	7	1.1		7	
Etnia :					
Chinês	550	89.1	29	399	122
Indiano	45	7.3	2	27	16
Malaio	13	2.1		3	10
Outros	6	1.0		5	1
Sem dados	3	.5		3	
Religião :					
Buda	420	68.1	19	310	91
O cristianismo	68	11.0	2	56	10
Hindu	40	6.5	1	24	15
Islão	17	2.8	1	5	11
Católico	9	1.5		8	1
Taoísmo	6	1.0		4	2
Livre pensador	3	0.5		1	2
Sem dados	54	8.8	8	29	17
Estado civil :					
Casado	474	76.8	21	336	117
Individual	77	12.5	3	58	16
Viúva/viúvo	33	5.3	1	27	5
Outros	9	1.5	1	5	3
Sem dados	24	3.9	5	11	8
Profissão :					
Reformado	245	39.7	16	178	51
Sector privado	142	23.0	5	97	40
Dona de casa/desempregada	83	13.5	2	57	24
Trabalhador por conta própria	75	12.2	2	57	16
Sector público	29	4.7	1	18	10
Outros	10	1.6		8	2
Sem dados	33	5.3	5	22	6
Nível de ensino :					
Sem escola	18	2.9	1	10	7
Escola primária	81	13.1	4	48	29
Secundário inferior	79	12.8	4	50	25
Secundário superior	242	39.2	10	191	41
Certificado	40	6.5		32	8
Grau	95	15.4	7	63	25
Outros	19	3.1		16	3
Não há dados	43	7.0	5	27	11

Continuação do quadro 4.1.

Variáveis	Frequência (*n* = 617)	% (100)	FOBT +ve (*n* = 31)	FOBT -ve (*n* = 437)	FOBT não devolvido (*n* = 149)
Rendimento mensal (RM):					
0-500	125	20.3	5	77	43
501-1500	111	18.0	4	90	17
1501-2500	86	13.9	4	63	19
>2500	120	19.4	4	84	32
Sem dados	175	28.4	14	123	38
Língua falada:					
Apenas malaio	20	3.2		14	6
Malaio e outras línguas	220	35.7	4	151	65
Não malaio	351	56.9	22	258	71
Sem dados	26	4.2	5	14	7
Endereço:					
Penang	602	97.6	31	426	145
Outros Estados	8	1.3		5	3
Sem dados	7	1.1		6	1
História familiar de cancro:					
Sim	221	35.8	9	167	45
Não	327	53.0	15	224	88
Não há dados	69	11.2	7	46	16

A maioria dos participantes eram do sexo feminino (57%), chineses (89%), casados (77%), budistas (68%), com idades compreendidas entre os 50 e os 59 anos (idade média: 58 ± 10, intervalo: 2790 anos). A maioria dos participantes estava reformada (40%) e tinha um rendimento de 0 a 500 RM (20%). A maioria dos participantes tinha concluído o ensino secundário (39%) e a maior parte não falava malaio (57%). A maioria dos participantes indicou o seu endereço de residência em Penang; apenas 1,3% dos participantes eram dos estados vizinhos de Kedah e Perak. Mais de um terço dos participantes referiu ter antecedentes familiares de cancro.

4.2 Sensibilização para o exame de fezes

O conhecimento sobre o exame de fezes é apresentado na Tabela 4.2. O nível de conhecimento foi obtido a partir da pontuação indicada nos métodos.

Quadro 4.2
Sensibilização dos participantes para o exame das fezes

Sensibilização para o exame de fezes	Frequência	%
Adequado	56	9.1
Pobres	561	90.9

| Total | 617 | 100.0 |

Foi efectuada uma regressão logística binária para avaliar a associação entre os dados demográficos e o conhecimento dos participantes sobre o exame de fezes nas seguintes etapas:

4.2.1 Análise descritiva dos dados demográficos

As variáveis demográficas foram transformadas em variáveis categóricas binomiais, como mostra a Tabela 4.3. Isto foi feito para facilitar a análise.

Quadro 4.3
Estatísticas descritivas das variáveis de dados demográficos

Variáveis	Frequência (%)
Género:	
Masculino	265 (42.9)
Feminino	362 (57.1)
Religião:	
Não-budista	143 (23.2)
Budista	420 (68.1)
Etnia:	
Não-chinês	64 (10.4)
Chinês	550 (89.1)
Estado civil:	
Não casado	119 (19.3)
Casado	474 (76.8)
Profissão:	
Não trabalhador	328 (53.2)
Trabalhador	256 (41.5)
Formação académica:	
< ensino secundário superior	178 (28.8)
> ensino secundário superior	396 (64.2)
Rendimento/mês:	
< RM 500	125 (20.3)
> RM 500	317 (51.4)
Grupos etários:	
< 50 anos de idade	112 (18.2)
> 50 anos de idade	498 (80.7)
História familiar:	
Não	327 (53.0)
Sim	221 (35.8)
Língua falada:	
Não fala malaio	351 (56.9)
Fala malaio	240 (38.9)

4.2.2 Regressão logística simples dos dados demográficos e da sensibilização para o exame de fezes

Foi efectuada uma análise de regressão logística simples para cada variável dos dados demográficos e do conhecimento do exame de fezes, e o resultado da análise é apresentado na Tabela 4.4.

Quadro 4.4
Factores associados à sensibilização para o exame de fezes entre os participantes

Variáveis	OR bruto (IC 95%)	Estatísticas de Wald. (df)	valor p
Género:*			
Masculino Feminino	1.00 0.791 (0.456, 1.372)	0.694 (1)	0.405
Religião:			
Não-budista	1.00		
Budista	0.722 (0.386, 1.348)	1.049 (1)	0.306
Etnia:			
Não-chinês	1.00		
Chinês	0.796 (0.345, 1.841)	0.283 (1)	0.594
Estado civil:*			
Não casado	1.00		
Casado	1.845 (0.813, 4.184)	2.148 (1)	0.143
Profissão: Não-trabalhadores	1.00		
Trabalhadores	1.316 (0.758, 2.284)	0.952 (1)	0.329
Formação académica:			
< secundário superior	1.00		
> secundário superior	1.138 (0.619, 2.091)	0.172 (1)	0.678
Rendimento/mês:			
< RM 500	1.00		
>RM 500	0.953 (0.492, 1.843))	0.021(1)	0.885
Grupos etários:* < 50 anos > 50 anos	1.00 1.355 (0.621, 2.953)	0.583 (1)	0.445
História familiar:			
Não	1.00		
Sim	1.194 (0.671, 2.123)	0.363 (1)	0.547
Língua falada:* Não fala malaio	1.00		
Falar malaio	1.407 (0.810, 2.444)	1.473 (1)	0.225

Notas. * Variáveis utilizadas para construir o modelo preliminar

Todas as variáveis que tinham um valor de $p < 0,25$ foram incluídas para construir o modelo preliminar, porque a utilização do valor de p 0,05 como ponto de corte pode não incluir variáveis importantes. As variáveis sexo e faixa etária foram incluídas por serem consideradas clinicamente importantes na investigação médica (Bachok, 2011). A variável "rendimento mensal" foi excluída porque havia muitos dados em falta (Hosmer, 2008).

4.3.2 Construção de um modelo preliminar para análise multivariada

As variáveis estado civil, língua falada, sexo e faixa etária foram seleccionadas para análise. O método utilizado foi o LR retrospetivo.

Os resultados da análise mostraram que nenhuma das variáveis escolhidas estava significativamente associada ao conhecimento do exame de fezes e, portanto, não foi possível construir um modelo de previsão para o conhecimento do exame de fezes. Nenhum dos factores demográficos recolhidos neste estudo foram preditores independentes significativos do conhecimento do exame de fezes.

4.3 Conhecimento do CRC

O conhecimento dos participantes sobre o CCR é apresentado na Tabela 4.5. O nível de conhecimento foi obtido através do método de pontuação, tal como indicado na metodologia.

Quadro 4.5
Conhecimento do CCR entre os participantes

Conhecimento do CRC	Frequência	%
Adequado	287	46.5
Pobres	330	53.5
Total	617	100.0

Foi efectuada uma regressão logística binária para identificar associações significativas entre os dados demográficos e o conhecimento sobre o CCR, seguindo os passos de análise semelhantes referidos anteriormente.

4.3.1 Regressão logística simples dos dados demográficos e do conhecimento do CRC

Foi efectuada uma análise de regressão logística simples para cada

A variável de dados demográficos e o resultado da análise são apresentados na Tabela 4.6.

Quadro 4.6
Factores associados ao conhecimento do CCR entre os participantes

Variáveis	OR bruto (IC 95%)	Estatísticas de Wald. (df)	valor p	R^2
Género:*	1.00			0.001
Masculino Feminino	0.895 (0.650, 1.232)	0.461 (1)	0.497	
Religião:*	1.00			0.006
Budista não budista	0.701 (0.479, 1.026)	3.334 (1)	0.068	
Etnia:				
Não-chinês	1.00			0.000
Chinês	0.987 (0.587, 1.658)	0.003 (1)	0.960	
Estado civil: Não casado	1.00			0.000
Casado	0.950 (0.636, 1.421)	0.062 (1)	0.804	
Profissão:* Não-trabalhadores	1.00			0.007
Trabalhadores	1.391 (1.002, 1.931)	3.884 (1)	0.049	
Formação académica:*				
< Secundário superior	1.00			0.081
> Secundário superior	3.724 (2.534, 5.473)	44.826 (1)	0.000	
Rendimento/mês:*				
< RM 500	1.00			0.041
> RM 500	3.008 (1.935, 4.676	23.939 (1)	0.000	
Grupos etários:* < 50	1.00			0.001
anos > 50 anos	0.851 (0.565, 1.283)	0.592 (1)	0.442	
História familiar:*				
Não	1.00			0.031
Sim	2.083 (1.472, 2.948)	17.148 (1)	0.000	
Língua falada:* Não fala malaio	1.00			0.007
Falar malaio	1.412 (1.016, 1.963)	4.215 (1)	0.040	

Notas. * Variáveis utilizadas para construir o modelo preliminar

Todas as variáveis com um valor de $p < 0,25$ foram incluídas na construção de um modelo preliminar utilizando a regressão logística binária, juntamente com as variáveis do género e do grupo etário, por serem consideradas clinicamente importantes na investigação médica (Bachok, 2011). A variável "rendimento mensal" foi excluída devido ao facto de existirem muitos dados em falta (Hosmer, 2008).

4.3.3 Construção de um modelo preliminar para análise multivariada

As variáveis religião, profissão, escolaridade, história familiar, língua falada, sexo e faixa etária foram seleccionadas para análise. O método utilizado foi o backward LR. O método Forward LR também foi efectuado para comparação com o método backward LR e o resultado foi o mesmo para ambos os métodos.

A partir da análise, verificou-se que duas variáveis estavam significativamente associadas ao conhecimento do CCR: escolaridade e história familiar. Além disso, foram verificadas as interacções entre as variáveis e nenhuma interação foi significativa, pelo que não foram incluídas no modelo.

A multicolinearidade entre as variáveis foi verificada através da análise de regressão linear e todos os valores do fator de inflação da variância (VIF) foram inferiores a 10 (educação = 1,150; história familiar = 1,068). O resultado indicou que todas as variáveis não estavam correlacionadas.

A adequação do modelo foi verificada utilizando o teste de adequação de Hosmer-Lemeshow, a tabela de classificação e a área sob a curva das características de funcionamento do recetor (ROC).

A partir da análise, o valor p do teste de Hosmer-Lemeshow foi de 0,938 e não foi significativo, pelo que a hipótese nula não pôde ser rejeitada. Por conseguinte, o modelo ajusta-se.

A tabela de classificação mostrou que a percentagem global foi de 62,8%. Por conseguinte, a previsão do modelo quanto ao facto de os participantes terem conhecimentos adequados ou deficientes foi inferior a 70% e os resultados da análise devem ser interpretados com cautela.

A área sob a curva do ROC foi de 0,673. Assim, este modelo conseguiu discriminar com exatidão 67,3% dos casos.

Os valores atípicos foram verificados através do desenho do gráfico de dispersão. Não foram encontrados pontos de dados acima ou abaixo de 1,0; todos os pontos de dados eram pontos bem confinados, o que significa que não havia outliers (Bachok, 2011).

Da análise, os participantes com habilitações iguais ou superiores ao nível do ensino secundário superior têm uma probabilidade 3 vezes maior de ter conhecimentos adequados sobre o RRC do que os participantes com habilitações inferiores ao ensino secundário superior.

Os participantes com antecedentes familiares de cancro têm duas vezes mais probabilidades de ter conhecimentos adequados sobre o CCR do que os participantes sem antecedentes familiares.

O modelo de previsão do conhecimento dos participantes sobre o CCR é o seguinte

Logit (P) = ln [P/1-P] = -0,97 + [1,123*educação] + [0,538*histórico familiar]

Quadro 4.7
Factores associados ao conhecimento do CCR entre os participantes

Variáveis	OR bruto[a] (IC 95%)	OR ajustado[b] (IC 95%)	Wald Estatísticas.[b] (df)	valor *p* [b]
Formação académica: < secundário superior > secundário superior	1.00 3.72 (2.53, 5.47)	1.00 3.07 (2.01, 4.70)	26.91 (1)	0.000
História familiar: Não Sim	1.00 2.08 (1.47, 2.95)	1.00 1.71 (1.16, 2.52)	7.41 (1)	0.006

Notas. [a] Regressão logística simples,[b] Regressão logística binária. O modelo ajusta-se bem, os pressupostos do modelo foram cumpridos, não houve problemas de interação nem de multicolinearidade. Cox & Snell R square : 0,101; Nagelkerke R quadrado (logístico): 0.135. Quadrado R ajustado (linier) : 0.10. Teste F: 30,06, valor p: 0,000

4.4 Devolução de kits FOBT

O número de kits FOBT devolvidos é apresentado no Quadro 4.8.

Quadro 4.8
Devolução de kits FOBT entre os participantes

Kit FOBT devolvido	Frequência	%
Sim	468	75.9
Não	149	24.1
Total	617	100.0

Foi efectuada uma regressão logística binária para avaliar associações significativas entre os dados demográficos e a devolução dos kits de TSA.

4.4.1 Regressão logística simples de dados demográficos e devolução de kits FOBT

Foi efectuada uma análise de regressão logística simples para cada variável dos dados demográficos e para a devolução dos kits FOBT. O resultado é apresentado na Tabela 4.9.

Quadro 4.9
Factores associados à devolução de kits FOBT entre os participantes

Variáveis	OR bruto (IC 95%)	Estatísticas de Wald. (df)	valor p	R^2
Género:* Masculino Feminino	1.00 0.965 (0.664, 1.401)	0.036 (1)	0.850	0.000
Religião:* Budista não budista	1.00 1.453 (0.945, 2.235)	2.897 (1)	0.089	0.005
Etnia:* Não-chinesa Chinês	1.00 2.560 (1.499, 4.373)	11.845 (1)	0.001	0.018
Estado civil: Não casado Casado	1.00 0.771 (0.470, 1.263)	1.066 (1)	0.302	0.002
Profissão:* Não-trabalhadores Trabalhadores	1.00 0.820 (0.561, 1.197)	1.061 (1)	0.000	0.002
Formação académica:* < Secundário superior > Secundário superior	1.00 2.160 (1.452, 3.213)	14.442 (1)	0.000	0.024
Rendimento/mês:* < RM 500 >RM 500	1.00 1.920 (1.217, 3.030)	7.857 (1)	0.005	0.000
Grupos etários:* < 50 anos > 50 anos	1.00 3.250 (2.109, 5.010)	28.509 (1)	0.000	0.044
História familiar:* Não Sim	1.00 1.440 (0.957, 2.167)	3.061 (1)	0.080	0.006
Língua falada:* Não fala malaio Falar malaio	1.00 0.604 (0.413, 0.883)	6.769 (1)	0.009	0.011

Notas. * Variáveis utilizadas para construir o modelo preliminar

Todas as variáveis que tinham um valor de $p < 0,25$ foram incluídas no modelo preliminar utilizando a regressão logística binária. As variáveis sexo e faixa etária também foram incluídas por serem consideradas clinicamente importantes na investigação médica (Bachok, 2011). A variável rendimento mensal foi excluída porque havia demasiados dados em falta (Hosmer, 2008).

4.4.2 Construção de um modelo preliminar para análise multivariada

As variáveis religião, etnia, ocupação, escolaridade, faixa etária, história familiar, língua falada e sexo foram seleccionadas para análise. O método selecionado foi o backward LR.

A partir da análise, três variáveis foram significativamente associadas à devolução de kits de TSA: escolaridade, etnia e faixa etária. Além disso, foram verificadas as interacções entre estas variáveis e não foram encontradas interacções significativas, pelo que não foram incluídas interacções no modelo.

A multicolinearidade entre as variáveis foi verificada utilizando a análise de regressão linear e todos os valores do fator de inflação da variância (VIF) foram inferiores a 10 (educação = 1,095; etnia = 1,019; grupo etário = 1,049). Isto indica que todas as variáveis não estavam correlacionadas.

A adequação do modelo foi verificada através do teste de adequação de Hosmer-Lemeshow, da tabela de classificação e da área sob a curva das características de funcionamento do recetor (ROC).

O resultado da análise mostrou que o valor p do teste de Hosmer-Lemeshow foi de 0,124, o que significa que não é significativo, pelo que a hipótese nula não foi rejeitada. Por conseguinte, o modelo ajusta-se.

A tabela de classificação mostrou que a percentagem global foi de 76,4%. Isto mostra que o modelo final previu corretamente (> 70%) os participantes que devolveram o kit.

A área sob a curva do ROC foi de 0,698. Este modelo discriminou com exatidão 69,8% dos casos.

Os valores atípicos foram verificados através do desenho de um gráfico de dispersão. Nenhum ponto de dados se situava acima ou abaixo de 1,0; todos os pontos de dados eram pontos bem definidos, indicando que não existiam valores anómalos.

Da análise, os participantes com habilitações iguais ou superiores ao ensino secundário superior têm uma maior probabilidade de devolver os kits FOBT cerca de 2 vezes do que os participantes com habilitações inferiores ao ensino secundário superior.

Os participantes chineses têm mais probabilidades de devolver os kits FOBT cerca de 2 vezes do que os participantes não chineses.

Os participantes com idade superior a 50 anos têm maiores probabilidades de devolver o kits FOBT cerca de 3 vezes mais do que os participantes com idade < 50 anos.

O modelo de previsão da devolução do 1º kit de TSA entre os participantes é

$$\text{Logit (P)} = \ln [P/1\text{-}P] = -1{,}05 + [0{,}813*\text{educação}] + [0{,}855*\text{etnia}] + [1.196*\text{faixa etária}]$$

Quadro 4.10
Factores associados à devolução do FOBT entre os participantes

Variáveis	ORa bruta (IC 95%)	Orb ajustada (IC 95%)	Estatísticas de Wald.b (*df*)	valor p^b
Formação académica:				
< Secundário superior	1.00	1.00		
> Secundário superior	2.16 (1.45, 3.21)	2.26 (1.49, 3.42)		
			14.63	0.000
Etnia:				
Chinês não chinês	1.00	1.00		
	2.56 (1.50, 4.37)	2.35 (1.32, 4.19)	8.41	0.004
Grupos etários: < 50	1.00	1.00		
anos > 50 anos	3.25 (2.11, 5.01)	3.31 (2.09,5.23)	26.13	0.000

Notas. [a] Regressão logística simples, [b] Regressão logística binária. O modelo ajusta-se bem, os pressupostos do modelo foram cumpridos e não foram encontrados problemas de interação e multicolinearidade. Cox & Snell R quadrado: 0,09; Nagelkerke R quadrado (logístico): 0.031. R quadrado ajustado (linier) : 0.093. Teste F: 20,37, p =0,000.

4.5 Associação entre o conhecimento do CCR e a devolução do kit FOBT

Foi efectuado o teste do qui-quadrado para determinar a associação entre o conhecimento sobre o CCR e a devolução do kit de TSA entre os participantes. Como o valor de p <0,05, houve

uma associação significativa entre o conhecimento do CCR e a devolução do TSA entre os

participantes. O resultado foi apresentado na Tabela 4.11.

Quadro 4.11

Associação entre o conhecimento do CCR e a devolução do kit FOBT

Variáveis	**Retorno -ve**	**Retorno +ve**	Total
Conhecimentos :			
Pobres	97	234	331
Adequado	52	234	286
Total	149	468	617

Qui-quadrado : 10,364 (df=1) ; valor p = 0,001; Coeficiente de contigência: 0,129.
OR (mau/adequado) = 1,87; IC 95%: 1,272, 2,710.

4.6 Feedback sobre o kit FOBT

4.6.1 Feedback sobre a utilização do kit FOBT

Obteve-se feedback dos participantes que utilizaram e devolveram o kit FOBT. Do total de

550 participantes que devolveram os kits, 350 preencheram o questionário B, que continha

perguntas sobre a utilização do kit FOBT.

Quadro 4.12
A utilização do teste FOBT

Variáveis	Frequência	%
Facilidade na realização do teste (*n* = 350)		
Sim	330	94.3
Não	20	5.7
Dificuldades encontradas (*n* = 257)		
Sim	36	14.0
Não	221	86.0
Tipo de dificuldades (*n* = 36)		
Sentir-se horrível para recolher a amostra	10	34.5
O kit era demasiado pequeno	9	31.0
Não sabia como fazê-lo corretamente	4	13.8
As directrizes não eram claras	3	10.3
Difícil de recolher e colocar as fezes no kit	3	10.3
Sem resposta	7	19.4

A partir deste questionário de feedback, a maioria dos participantes respondeu que o teste era fácil de efetuar (94%). Apenas 36 participantes declararam ter encontrado dificuldades, conforme indicado no Quadro 4.11.

4.6.2 Feedback após a obtenção de um resultado positivo

Este feedback foi obtido a partir do questionário D para descobrir os seus sentimentos depois de conhecerem um resultado positivo. Os participantes que obtiveram resultados positivos foram entrevistados por telefone. Dos 31 participantes que obtiveram resultados positivos, 20 foram entrevistados e os outros 11 não estavam disponíveis porque viajaram para outros países, não atenderam as chamadas telefónicas ou não tinham número de telefone de contacto disponível. Os resultados são apresentados na Tabela 4.12.

Quadro 4.13
Sentimentos após um FOBT positivo

Sentimentos	Frequência	%
Feliz	0	0.0
Triste	1	5.0
Ansioso/preocupado	6	30.0
Assustado/chocado	5	25.0
Nenhum sentimento especial	5	25.0
Outros	3	15.0
Total	20	100.0

Os participantes também foram questionados sobre os seus planos depois de obterem um resultado positivo, os resultados estão descritos no Quadro 4.13.

Quadro 4.14
Planear depois de obter um resultado positivo

Planos	Frequência	%
Vai continuar com a colonoscopia	6	30.0
Guardarei e continuarei mais tarde	13	65.0
Não vai continuar com a colonoscopia	1	5.0
Total	20	100.0

Um terço dos participantes planeava fazer a colonoscopia, mas a maioria planeava fazê-la mais tarde (65%) e apenas um participante decidiu não continuar com a colonoscopia.

4.7 Razões para o incumprimento do FOBT

Dos 149 participantes que não devolveram o kit FOBT, mas preencheram o questionário A, 49 participantes estavam contactáveis durante o período de recolha de dados. Foram feitas três tentativas de contacto com os participantes e, em caso de insucesso, partiu-se do princípio de que o número de telefone indicado no questionário A não estava correto e não se tentaram mais contactos. Os que foram contactados foram entrevistados por telefone utilizando o questionário C para descobrir as razões pelas quais não devolveram o kit. Os resultados são apresentados no Quadro 4.15

Quadro 4.15
Razões para não devolver os kits FOBT

Razões	Frequência	%
Não fiz o teste, porque :		
a) Tenho medo	0	0.0
b) Estou preocupado	0	0.0
c) Não sei como fazer o teste	0	0.0
d) Dei o kit a outra pessoa	8	16.3
Fiz o teste, mas não o devolvi porque :		
a) Esqueci-me	18	36.7
b) Estou ocupado	9	18.4
c) Perdi o kit	0	0.0
d) Estraguei o kit	1	2.0
e) Outro motivo :		
Não foi possível apanhar a amostra	2	4.1
Não estou interessado	1	2.0
Sentir-se enjoado	1	2.0
Não é necessário	2	4.1
Não há tempo para ir aos correios	2	4.1
■ Recusou-se a responder	1	2.0
■ Faleceu	1	2.0
Não recebi o kit	3	6.1
Total	49	100.0

4.8 Taxa de cumprimento da colonoscopia entre os participantes com FOBT (+)

Os participantes que obtiveram um resultado positivo no FOBT foram entrevistados por telefone através do questionário E para saber se tinham aderido à colonoscopia. A duração do acompanhamento foi de cerca de 6 meses após o conhecimento do resultado do FOBT, tendo sido entrevistados até um máximo de 5 vezes durante este período. Dos 31 participantes que tiveram resultados positivos, 19 estavam contactáveis para entrevista; os restantes 12 não estavam disponíveis. Um participante faleceu durante o período de recolha de dados e a informação foi obtida junto da sua família. Os resultados são apresentados na Tabela 4.16.

Quadro 4.16
Conformidade para Colonoscopia

Colonoscopia	Frequência	%
Já o fez	8	25.8
Não efectuado	11	35.5
Não disponível	12	38.7
Total	31	100.0

Dos 31 participantes, 8 foram submetidos a uma colonoscopia no prazo de um a seis meses após terem recebido o primeiro resultado do FOBT. Os resultados da colonoscopia são apresentados no Quadro 4.17.

Quadro 4.17
Resultado da colonoscopia

Não.	M/F	Idade (anos)	História familiar de cancro	Data da colonoscopia	Custo (RM)	Seguros	Resultado
1	M	47	Sim	julho de 2009	1000	Sim	Normal*
2	F	51	Não	Ago. 2009	900	Sim	Hemorróidas*
3	F	61	Não há dados	Ago. 2009	1000	Sim	Cancro anal**
4	M	63	Sim	Ago. 2009	2800	Sim	Pólipos*
5	M	56	Sim	Set. 2009	3000	Sim	Colite ulcerosa*
6	M	66	Sem dados	Set. 2009	Grátis	Funcionário do Governo	Pólipos*
7	F	43	Não	abril de 2010	1900	Sim	Normal*
8	M	67	Sim	abril de 2010	500	Sim	Normal*

*Resultado da colonoscopia declarado pelo participante/diagnóstico não verificado pelos pacientes.

**O relatório histopatológico foi copiado pelo doente e entregue ao investigador

Um participante foi diagnosticado com CRC. O tempo decorrido desde o rastreio

até à obtenção de um diagnóstico positivo de CCR desta participante foi de 9 dias. Preencheu o questionário A e recolheu o kit FOBT em 16 de agosto de 2009, tendo-lhe sido dado a conhecer o resultado do FOBT positivo em 20 de agosto de 2009. Além disso, foi submetida a um exame de colonoscopia e foi-lhe diagnosticado um cancro anal em 25 de agosto de 2009. O relatório histopatológico indicava um adenocarcinoma moderadamente diferenciado do reto, do tipo ulcerado e infiltrativo. O relatório foi copiado e incluído em anexo.

4.9 Razões para o não cumprimento da colonoscopia por participantes com FOBT (+)

Nove participantes que não se submeteram ao exame de colonoscopia dispuseram-se a ser entrevistados para averiguar os motivos da não realização da colonoscopia. Neste caso, foi utilizado o questionário E. Seis participantes consultaram os seus médicos. Nenhum dos 6 participantes que consultaram os médicos foi aconselhado a submeter-se a um exame de colonoscopia, uma vez que os médicos lhes diagnosticaram outras doenças, tais como "pilhas" (1 participante), úlcera gástrica (2 participantes), diverticulite (1 participante) ou lhes disseram que o resultado do teste FOBT era "normal" (1 participante). Um participante tinha falecido e a informação foi obtida junto da sua família, que não podia dar informações claras sobre a causa da morte.

Outros três participantes não procuraram aconselhamento médico e as razões apresentadas foram o facto de o segundo teste FOBT ter sido negativo (2 participantes) e de não poderem pagar mais investigações por não terem cobertura de seguro (1 participante).

4.10 Resumo da entrevista de caso

Foi realizada uma entrevista semiestruturada de uma hora com a filha do participante, uma vez que este se recusou a ser entrevistado. A entrevista foi realizada no dia 14 de abril de 2010, às 17 horas, no Hipermercado Giant, em Penang, uma vez que o local foi decidido pela filha da participante. A transcrição da primeira entrevista e os dados demográficos do participante constam do Anexo B. O resumo do caso é o seguinte:

A Sra. K, uma chinesa de 61 anos, foi diagnosticada com cancro anal 9 dias depois de ter recebido um kit FOBT pela primeira vez, em agosto de 2009. Antes disso, presumia que havia algo de errado com a sua saúde e pensava que se tratava de hemorróidas. Tanto as suas filhas como a Sra. K ficaram chocadas com o diagnóstico. No entanto, recusou-se a ser operada porque se sentia mal por ter de carregar o saco anal para o resto da vida. De setembro a novembro de 2009, foi submetida a quimioterapia num hospital oncológico em Penang e decidiu não continuar o tratamento após a primeira ronda, pois considerava que a quimioterapia poderia ser pior do que o próprio cancro, apesar de poder reclamar os custos do tratamento à companhia de seguros. Optou por alguns medicamentos tradicionais para reforçar o seu sistema imunitário e consumiu mais legumes e frutas nas suas refeições diárias. A sua família era muito atenciosa. Por fim, em maio de 2011, foi operada num hospital privado em Penang, tendo os custos sido pagos pelo seguro. Depois da operação, a Sra. K ficou bem, e agora está habituada a ter o saco anal e sabe como o substituir diariamente. Atualmente, vive em Johor e consegue gerir bem a sua rotina diária. Esta última informação foi obtida através de uma entrevista com a filha da doente em 13 de outubro de 2011.

5.1 Dados demográficos dos participantes

A maioria dos participantes neste estudo tinha entre 50 e 59 anos de idade (38,1%). De acordo com os dados do Departamento de Estatística da Malásia, Penang, em 2008, o número de pessoas com 50 anos ou mais na população era de 288 000. Este número representa cerca de 18,3% da população total de Penang e o número mais elevado situava-se no grupo etário dos 50 aos 59 anos, com cerca de 151 300 pessoas (52,5%) (Hamid, 2009). Esta poderá ser a razão pela qual a maioria dos participantes neste estudo provém deste grupo etário.

Os dados de 2010 do Departamento de Estatística da Malásia, Penang, mostram que a maioria da população de Penang é chinesa. Constituem o número mais elevado (670 400), seguidos dos malaios (636 146), indianos (153 472) e outros (95 225) (Lizawati, 2012). No entanto, estas percentagens de repartição étnica eram diferentes das percentagens de participantes neste estudo, porque a maioria dos participantes envolvidos neste estudo provinha de algumas organizações de cidadãos seniores que tinham uma maioria de membros, que também eram chineses.

Pouco mais de metade (53%) dos participantes estavam desempregados. Isto pode dever-se ao facto de a maioria dos participantes já ter ultrapassado a idade da reforma. Esta pode ser também a razão pela qual alguns dos participantes (20%) declararam ter um rendimento inferior a 500 RM por mês. Apenas cerca de 23% dos participantes ainda estavam a trabalhar, por exemplo, gerindo as suas próprias empresas privadas, pelo que não estariam sujeitos à idade legal de reforma. Esta poderia ser a razão pela qual 18% dos participantes declararam ter um rendimento entre 501 e 1500 RM. No entanto, quase 29% dos participantes não preencheram o item relativo aos rendimentos mensais, o que pode dever-se ao facto de alguns participantes considerarem as questões relativas aos rendimentos como confidenciais.

A maioria dos participantes (64%) tinha o ensino secundário superior ou mais, enquanto apenas 29% tinham menos do que o nível secundário superior. A maioria dos participantes tinha um grau de instrução moderado. A maioria dos participantes não utiliza a língua malaia como língua falada (56,9%) e cerca de um terço dos participantes compreende o malaio e outras línguas (inglês, chinês e tâmil), e apenas alguns participantes utilizam apenas a língua malaia (3,2%). Estes dados podem ser tidos em consideração pelos responsáveis pelo planeamento dos cuidados de saúde ou pelos organizadores de campanhas de sensibilização para o CCR, que devem incluir mais do que uma língua na brochura, no panfleto ou no cartaz de divulgação de informações sobre o CCR.

5.2 Resultado do teste FOBT

É interessante notar que a percentagem total de FOBT devolvidos neste estudo (56,7%) (IC 95%: 56,7 ± 3,1) foi aproximadamente semelhante à do programa de rastreio da CCR realizado em Singapura pela Singapore Cancer Society (SCS) em 2008, que foi de 55,5% (Singapore Cancer Society, 2009). A palestra a que os participantes assistiram pode tê-los motivado a efetuar o teste e a devolver os kits. Além disso, a devolução do kit FOBT era gratuita, uma vez que era fornecido um envelope de correio expresso pré-pago com cada kit FOBT e as pessoas podiam facilmente colocá-lo numa caixa especial colocada em frente de qualquer estação de correios.

Noutra campanha de rastreio do CCR em Singapura, levada a cabo pelo Departamento de Cirurgia Colorrectal do Hospital Geral de Singapura (SGH) em 2008, a taxa de resposta foi de 72%. (Fu, 2009) Nesta campanha, os participantes foram assistidos por um enfermeiro educador no local, o que pode ter resultado numa taxa de retorno do FOBT superior à do projeto de rastreio realizado em Penang.

Um estudo-piloto realizado por Chong et al. com 152 participantes em 2010 em Kuala Lumpur, na Malásia, também registou uma taxa de devolução do kit FOBT bastante elevada (82%). Este facto pode ter-se devido à utilização de médicos como "navegadores de doentes" e à realização de exposições de sensibilização para a saúde antes do rastreio. Jandorf et al. referiram que um grupo de participantes com orientação produzirá uma taxa mais elevada de devolução dos kits de TSA (Jandorf, 2005).

Do total de exames laboratoriais, 31 (5,6%) dos participantes tiveram um resultado positivo. Esta percentagem foi semelhante ao resultado do programa de rastreio do CCR realizado pela SCS em 2008, que obteve um resultado positivo de 5,7% (Singapore Cancer Society, 2009). No entanto, esta taxa foi apenas metade da taxa encontrada no programa de rastreio do CCR realizado pela SGH, que foi de 11% (Fu, 2009), e com o estudo realizado por Chong et al. em Kuala Lumpur, que foi de 10% (Chong, 2013).

Neste estudo, o resultado positivo das mulheres foi 29% superior ao dos homens. Este resultado contrasta com o de um estudo realizado por Chong et al. em que o resultado positivo para os homens foi 15% superior ao das mulheres (Chong, 2013). Isto pode dever-se ao facto de o número de participantes do sexo masculino no último estudo ser superior ao do sexo feminino.

Entre os 31 participantes com resultado positivo, 24 participantes repetiram o teste, uma vez que este foi oferecido pelo NCSM àqueles que tiveram um primeiro resultado positivo. A elevada taxa de adesão ao segundo teste oferecido mostrou que os participantes estavam motivados e conscientes da importância deste exame. No entanto, quando os participantes obtiveram um resultado negativo neste segundo teste, metade dos participantes declarou que não iria repetir o teste FOBT no ano seguinte ou continuar com a colonoscopia. A vontade dos participantes de continuar com o rastreio pareceu diminuir com a repetição do teste, pelo que talvez seja melhor não repetir o teste FOBT e simplesmente encorajar os participantes com um resultado FOBT positivo a submeterem-se à colonoscopia.

5.3 Sensibilização para o exame de fezes

A maioria dos participantes foi classificada como tendo pouca consciência do exame de fezes. Tal pode dever-se ao facto de as pessoas não terem recebido informações adequadas sobre o exame das fezes através dos meios de comunicação social, como jornais, televisão, brochuras ou panfletos, uma vez que este programa de rastreio ainda era recente e a campanha de exame anual das fezes na comunidade tinha acabado de começar pela primeira vez, não só em Penang, mas também na Malásia.

Por conseguinte, muitos participantes não tinham conhecimento dos exames de fezes como procedimento de rastreio. Wan Puteh et al mencionaram que a sensibilização para a importância do rastreio do CCR era muito baixa na Malásia, especialmente entre a população em geral e também entre os decisores políticos. Esta situação fez com que fossem afectados recursos inadequados ao rastreio do CCR e, consequentemente, poderia ter causado a fraca sensibilização da população para o exame das fezes (Wan Puteh, 2013). Um estudo realizado por Yusoff et al. entre 1.905 indivíduos de risco médio de 44 clínicas de cuidados primários na Malásia Ocidental mostrou que apenas 0,7% dos participantes foram submetidos a um programa de rastreio do CCR nos últimos cinco anos, indicando que a sensibilização para o rastreio do CCR é fraca entre os malaios (Yusoff, 2012). É provável que a sensibilização para os exames de fezes possa ser melhorada através de mais campanhas de sensibilização para a saúde e esta pode ser uma tarefa importante para os futuros programas de rastreio do CCR, a fim de aumentar a taxa de retorno dos kits FOBT.

5.4 Conhecimento do CRC

A análise multivariada neste estudo mostrou que os participantes com educação superior têm mais probabilidades de ter conhecimentos adequados do que os participantes com educação inferior (OR = 3,07; IC95%: 2,01-4,70), bem como os participantes com história familiar de cancro (OR = 1,71; IC95%: 1,16-2,52). As pessoas com história familiar de cancro podem obter informações sobre o CCR através de familiares que tiveram cancro; por conseguinte, têm mais conhecimentos sobre o CCR. A conclusão deste estudo foi semelhante a um estudo realizado por Wong et al em Hong Kong, que mostrou que o baixo nível de escolaridade (escola primária) e a ausência de história familiar de CCR eram factores de previsão significativos para um conhecimento insuficiente do CCR (Wong, 2011). Um estudo realizado entre os estudantes da Universidade Teknologi MARA (UiTM), na Malásia, mostrou que a maioria dos estudantes não tinha conhecimento do programa de rastreio FOBT e, a partir da análise multivariada realizada neste estudo, os grupos etários e a disciplina de estudos influenciaram significativamente o seu nível de conhecimento do CCR. Isto mostra que se deve iniciar uma campanha educativa sobre o CCR também nas universidades (Bobryshev, 2013).

Não foram comunicados dados da Sociedade do Cancro de Singapura sobre o conhecimento do CCR entre os seus participantes. A Sociedade apenas publicou o número de FOBT positivos ou negativos, o número de pólipos encontrados e de CRC positivos ou negativos, mas não foram divulgados dados sobre a sensibilização para o exame das fezes e o conhecimento do CRC entre os participantes, pelo que não foi possível efetuar qualquer comparação. Do mesmo modo, o rastreio do CCR efectuado por Chong et al. em Kuala Lumpur, em 2010, não avaliou os conhecimentos sobre o CCR, nem a sensibilização ou o exame das fezes entre os participantes (Chong,

2013). Um estudo realizado por Harmy et al. mostrou que os doentes de risco moderado no oeste da Malásia tinham um conhecimento deficiente sobre o rastreio do CCR, mas não foi efectuada qualquer análise multivariada para encontrar associações entre o conhecimento do CCR e os dados demográficos dos participantes nesse estudo, o que, consequentemente, não permitiu efetuar comparações (Harmy, 2011).

Um estudo efectuado por Nahas (2013) revelou a falta de conhecimentos sobre o CCR entre os estudantes universitários na Malásia. Foi efectuada uma análise univariada deste estudo, tendo sido encontradas associações significativas entre o conhecimento do CCR e a raça ($\chi2 = 21,8$, $p = 0,005$) e o conhecimento do CCR e o tipo de escola (ciências e não ciências) ($\chi2 = 21,5$, $p = 0,001$). No entanto, não houve associação significativa entre o conhecimento do CRC e o grau de escolaridade dos estudantes (graduação e pós-graduação). Além disso, este estudo mostrou que algumas pessoas com formação académica na Malásia ainda precisam de obter mais informações sobre o CCR, apesar de não pertencerem aos grupos de alto risco de contrair o CCR, mas, para o futuro, as informações sobre o CCR são muito úteis. Os estudantes universitários podem transmitir os seus conhecimentos sobre o CCR às suas famílias ou comunidades e podem tomar medidas preventivas, pelo menos para si próprios, o mais cedo possível.

Neste estudo, verificou-se uma associação significativa entre o conhecimento sobre o CCR e a devolução do kit de TSA (qui-quadrado: 10,364; df=1, valor de p: 0,001; coeficiente de contigência: 0,129). Os participantes com conhecimentos insuficientes têm mais probabilidades de não devolver o kit do teste do pezinho em comparação com os participantes com conhecimentos adequados. É semelhante ao estudo efectuado por Harmy et al. entre 2030 doentes de risco moderado no Oeste da Malásia, segundo o qual os participantes com poucos conhecimentos sobre o CCR tinham menos experiências de rastreio do CCR (Harmy, 2011). É interessante notar que a melhoria dos conhecimentos sobre o CCR é suscetível de contribuir para o sucesso do programa de rastreio do CCR, como demonstrado por um estudo realizado nos EUA por Stokamer, et al. que referiu que a educação intensiva sobre o CCR melhorou a adesão dos participantes ao FOBT (Stokamer, 2005).

5.5 Devolução de kits FOBT

A análise multivariada mostrou que os participantes que tinham pelo menos o ensino secundário superior tinham mais probabilidades de devolver os kits de TSA em comparação com os participantes com um nível de escolaridade inferior ao ensino secundário superior (OR=2,26; IC95%:1,49-3,42), pelo que a escolaridade estava associada à adesão ao teste TSA.

Os participantes com idade igual ou superior a 50 anos têm uma maior probabilidade de devolver os kits de TSA em comparação com os participantes com menos de 50 anos (OR=3,31; IC95%: 2,09-5,23). As pessoas mais jovens parecem estar menos motivadas para se submeterem ao rastreio. Isto pode dever-se ao facto de pensarem que, na sua idade, não irão contrair cancro (Johnson, 2008).

Além disso, os participantes chineses têm mais probabilidades de devolver os kits de FOBT do que os participantes não chineses (OR=2,35; 95%: 1,32-4,19). Dado que a maioria dos casos de cancro na Malásia ocorre entre os chineses (NCR, 2006), esta foi uma boa conclusão, uma vez que o grupo com maior risco de contrair a doença parece ser mais cumpridor. A etnia foi também uma questão relacionada com o programa de rastreio do CCR na Austrália. Um estudo realizado por Koo et al. na Austrália mostrou que a prática de rastreio do CCR era influenciada pela etnia, não só dos participantes, mas também dos médicos. Esta questão pode afetar a adesão ao rastreio; por conseguinte, pode ser necessária uma intervenção específica a cada cultura para aumentar a participação no rastreio (Koo, 2011).

Não foram fornecidos dados pela SCS, SGH e Chong et al. relativamente à análise entre os dados demográficos dos participantes e a devolução dos kits FOBT. Por conseguinte, não foi possível efetuar qualquer comparação (Singapore Cancer Society, 2009; Fu, 2009; Chong, 2013).

5.6 Feedback sobre o Kit FOBT Quem o utilizou

Cerca de 94% dos participantes responderam que era fácil fazer o teste FOBT em casa, porque o kit FOBT foi concebido para ser simples, a folha de instruções do teste foi fornecida e explicada aos participantes e a palestra sobre o CCR foi dada na campanha por um especialista.

No entanto, 36 participantes tiveram dificuldades em efetuar o teste. As principais razões apontadas foram a aversão à recolha de uma amostra de fezes ou o facto de o kit ser demasiado pequeno. Alguns participantes afirmaram que não sabiam como o fazer corretamente. É possível que não tenham ouvido com atenção a palestra ou que tenham chegado tarde e não tenham ouvido todas as instruções dadas durante a palestra. Alguns participantes não assistiram à palestra, mas receberam o kit do TSA através de outros familiares que tinham assistido. Alguns participantes referiram que as directrizes não eram claras. Isto pode dever-se ao facto de o tamanho da letra (Times New Roman, 12) da folha de instruções não ser suficientemente grande ou de algumas figuras estarem desfocadas, uma vez que as folhas de instruções foram fotocopiadas e impressas a preto e branco. A outra dificuldade foi a recolha das fezes, especialmente se as fezes fossem demasiado duras ou demasiado líquidas. Seria difícil recolher a amostra para colocar no kit. Apenas uma pequena amostra de fezes era necessária para o exame laboratorial, o que poderia ter sido um problema para os participantes com dificuldades motoras finas.

Um estudo efectuado por Hou et al. em 2002 avaliou o nível de dificuldade da utilização de um TSA administrado em casa, utilizando uma escala de Likert. Cerca de 29% dos participantes indicaram que o nível de dificuldade era médio, elevado e muito elevado (Hou, 2003). No entanto, este estudo não utilizou a escala de Likert para avaliar o nível de dificuldade dos participantes. Também neste caso, não foi possível efetuar qualquer comparação.

Vinte participantes foram entrevistados para descobrir os seus sentimentos depois de obterem o resultado positivo. Os participantes revelaram vários sentimentos emocionais negativos, tais como ansiedade ou preocupação (30%), medo ou choque (25%) e tristeza (5%). Alguns participantes referiram que não tinham sentimentos específicos (25%). Os sentimentos negativos podem dever-se ao facto de os participantes não saberem que a presença de sangue nas fezes não significa necessariamente a presença de cancro, mas que pode dever-se a outras doenças intestinais. Tendo em conta que a sensibilização para o exame das fezes era fraca entre os participantes neste estudo (91%), é necessário transmitir informações abrangentes à comunidade para aumentar a sua sensibilização para o exame das fezes e os conhecimentos sobre o CCR, de modo a reduzir estes sentimentos emocionais negativos após a obtenção de resultados positivos durante qualquer programa de rastreio FOBT.

Os participantes com resultados positivos foram questionados sobre os seus planos relativamente ao exame de colonoscopia. Apenas 30% queriam fazer a colonoscopia imediatamente, e a maioria (65%) referiu que guardaria o resultado e faria o exame de colonoscopia mais tarde e alguns (5%) não queriam prosseguir com o exame, talvez devido ao custo do exame de colonoscopia, bem como às complicações que podem surgir (Rozen, 2006; Winawer, 2007).

Não existiam dados disponíveis sobre a reação ao kit do TSA por parte das pessoas que o tinham utilizado, quer se tratasse do programa de rastreio conduzido pela SCS, SGH ou Chong et al. (Singapore Cancer Society, 2008; Fu, 2009; Chong, 2013). Por conseguinte, não é possível determinar se o feedback dos participantes neste estudo foi semelhante ao dos participantes nos estudos anteriores. O feedback é essencial para identificar problemas que possam ter ocorrido durante a realização do teste, de modo a que os planeadores e os responsáveis pela execução dos programas de rastreio possam desenvolver estratégias para lidar com os problemas e melhorar os futuros programas de rastreio.

5.7 Razões para o incumprimento do FOBT

Da pequena amostra de participantes que preencheram o questionário A, mas não efectuaram o teste FOBT, a maioria afirmou ter-se esquecido (37%). Isto pode dever-se ao facto de o kit do teste FOBT ser bastante pequeno, pelo que tiveram tendência para se esquecerem dele, ou podem tê-lo colocado algures e não o terem encontrado quando o procuraram. Talvez seja necessário um navegador de doentes para lembrar os participantes sobre o teste, de modo a aumentar a taxa de retorno do TSA. Isto foi feito num estudo realizado por Jandorf et al. em 2002, em que um navegador de doentes telefonou aos participantes e lembrou-os de fazer o teste (Jandorf, 2005).

Outra razão apresentada pelos inquiridos foi o facto de estarem ocupados (18%). Na verdade, o teste poderia ter sido feito não só em casa, mas também no local de trabalho, se estivessem a trabalhar. Podiam ter levado o kit para os seus locais de trabalho ou podiam tê-lo feito durante os dias de folga.

Alguns participantes deram o kit a outras pessoas (16%). Outras razões mencionadas foram o facto de terem tido dificuldades em fazer o teste (4%) e de não terem tido tempo para ir aos correios (4%). Neste caso, podem pedir ajuda ao centro de recolha para recolher o kit. Alguns participantes referiram que o teste não era necessário e que não estavam interessados em fazer o teste (4%). Nestes casos, poderiam sentir que eram saudáveis e não tinham doenças intestinais na altura do rastreio (Johnson, 2008). Um participante sentiu-se repugnado, provavelmente porque algumas pessoas podem ter a perceção de que as fezes são uma substância suja (*najis*). Do mesmo modo, num grupo de discussão conduzido por Clavarino et al. na Austrália, alguns dos obstáculos à utilização do kit FOBT foram o facto de se sentirem desagradáveis ou enojados quando recolhiam as amostras de fezes; de se terem esquecido de fazer o teste; ou de não conseguirem arranjar tempo para fazer o teste

(Clavarino, 2004).

Um participante danificou o kit quando estava a fazer o teste. O kit caiu acidentalmente na sanita porque a sua mão estava molhada. Outro participante levou o kit a um médico e este disse que não era necessário fazer o teste, porque sabia que o seu doente não precisava deste exame.

Três participantes mencionaram que não receberam os seus kits. Isto pode dever-se ao facto de outros membros da família terem recebido o kit do organizador, mas não o terem entregue aos participantes. Um participante faleceu. É muito útil fazer a avaliação e o acompanhamento de um programa de rastreio do CCR, porque os organizadores podem descobrir as razões pelas quais os participantes não devolvem os kits. Este é outro ponto forte deste estudo, em comparação com o programa de rastreio conduzido pela SCS, SGH ou Chong et al., que não comunicaram qualquer avaliação do incumprimento dos participantes relativamente ao FOBT (Singapore Cancer Society, 2009; Fu, 2009; Chong, 2013).

5.8 Taxa de cumprimento da colonoscopia entre os participantes com FOBT (+)

Entre os 31 casos de resultado positivo neste estudo, 8 (25,8%) participantes foram objeto de uma investigação adicional por colonoscopia. Esta percentagem foi muito mais baixa em comparação com o rastreio de CCR efectuado pelo SCS 2008 (66%) (Lau, 2009) e o rastreio de CCR efectuado pelo SGH 2008 (79%) (Fu, 2009). Tal pode dever-se ao facto de terem subsidiado o custo do exame de colonoscopia. Neste estudo, os participantes tiveram de pagar o exame eles próprios, e o custo registado variou entre 500 e 2800 RM. Um funcionário público efectuou a colonoscopia gratuitamente no hospital público. O custo do exame de colonoscopia pode ser uma razão para a menor adesão neste estudo, quando comparado com o programa de rastreio realizado em Singapura. Um participante referiu que já não tinha cobertura de seguro para efetuar qualquer tratamento médico e que o custo da colonoscopia era bastante elevado, pelo que não o podia pagar.

A maioria dos participantes foi submetida a uma colonoscopia em hospitais privados e utilizou o seu seguro de saúde para cobrir os custos do exame. Aparentemente, as companhias de seguros na Malásia apoiam o rastreio do CCR. No entanto, nem toda a gente pode ter um seguro de saúde e, para aqueles que não podem pagar a colonoscopia, poderão ter de ser apoiados pelo governo estatal ou por ONG, como acontece em Singapura, para aumentar a taxa de adesão à colonoscopia.

Entre os 8 participantes que efectuaram colonoscopia neste estudo, 3 casos foram considerados normais, 2 casos foram diagnosticados como pólipos, um caso de colite hemorroidária e diverticulite e um caso de CRC. A taxa de deteção de CRC em Penang (1,0 por 970 habitantes) foi aproximadamente semelhante à taxa de deteção do programa de rastreio de Singapura em 2008 (1,4 por 1000 habitantes). Além disso, a taxa de deteção de pólipos neste estudo (2,0 por 970 habitantes) foi inferior à do rastreio do SCS em 2008 (5,6 por 1000 habitantes). Tal pode dever-se ao facto de a taxa de adesão à colonoscopia em Singapura ser mais elevada do que no estudo de Penang. Todos os casos de pólipos neste estudo foram removidos por via endoscópica, enquanto o caso de cancro foi operado.

Dois participantes que foram submetidos a colonoscopia tinham menos de 50 anos de idade e um deles tinha antecedentes familiares de cancro. Apesar de os resultados terem sido normais, é importante incluir o grupo etário dos 40-50 anos num programa de rastreio do CCR. O SGH e Chong et al. também tinham incluído este grupo etário no seu programa de rastreio do CCR (Fu, 2009; Chong, 2013). Do mesmo modo, o programa de rastreio do CCR conduzido por Hou et al. em Taiwan em 2002 e Nakajima et al. no Japão em 1995 também incluiu participantes a partir dos 40 anos de idade (Hou, 2003; Nakajima, 2003).

A história familiar de cancro foi encontrada entre os participantes com pólipos e diverticulite. Por essa razão, é importante acompanhar os participantes, porque ter pólipos ou diverticulite colite e a presença de história familiar de cancro são factores de risco de CCR (Rozen, 2006).

Além disso, o acompanhamento dos participantes com resultados positivos no teste FOBT é útil porque 2 participantes que decidiram submeter-se à colonoscopia só o fizeram depois de terem sido encorajados pelo investigador. Se não tivesse sido efectuado qualquer acompanhamento ou avaliação neste estudo, talvez os 2 participantes não se tivessem submetido a mais exames. Em futuros programas de rastreio, será útil ter um assistente especial (navegador de doentes) para fazer o acompanhamento. Esta estratégia tem sido considerada bem sucedida no aumento das taxas de adesão. Um estudo efectuado nos EUA por Jandorf et al. indicou que a taxa de adesão dos doentes podia ser aumentada de 5% para 15,8% com a assistência de navegadores de doentes (PN) (Jandorf, 2005). O tempo necessário para completar os procedimentos de rastreio também se tornou mais curto quando os doentes foram apoiados por um PN, em comparação com os procedimentos efectuados sem qualquer assistência do PN. Os deveres de um PN consistem em telefonar aos doentes, convencê-los, assegurar que o acompanhamento foi efectuado e marcar consultas nas unidades de saúde para o tratamento seguinte.

No caso dos participantes que foram submetidos a colonoscopia, o intervalo entre os rastreios por teste FOBT e o exame de colonoscopia foi bastante bom, uma vez que a maioria dos participantes fez a sua colonoscopia entre 1 e 5 meses após o teste FOBT.

5.9 Razões para o não cumprimento do exame de colonoscopia

As entrevistas com os 6 participantes que consultaram médicos e que não fizeram colonoscopias salientaram o facto de nenhum dos médicos consultados ter recomendado um seguimento do exame de colonoscopia. Os participantes receberam diagnósticos alternativos para os seus resultados positivos do teste FOBT, como hemorróidas. Por conseguinte, é importante nomear médicos específicos que os participantes possam consultar relativamente ao teste FOBT, à semelhança do estudo efectuado por Chong et al., 2013, que nomeou alguns especialistas (cirurgião) para acompanhar os participantes com um teste FOBT positivo (Chong, 2013).

Outros 3 participantes não consultaram nenhum médico porque o resultado do segundo teste FOBT ou do teste repetido foi negativo. Esta foi a razão apresentada pelos participantes para considerarem que não era necessário efetuar a colonoscopia. Chen et al. afirmaram que a repetição do teste FOBT após um resultado inicial positivo atrasou a realização de um novo exame (Chen, 2007). A repetição do teste FOBT após um resultado inicial positivo não foi proposta na proposta de investigação no início do estudo, mas o pessoal do NCSM que ajudou a distribuir os kits FOBT utilizou alguns kits para "repetir o teste" e os resultados destes testes repetidos não foram incluídos nas análises, mas os resultados pormenorizados dos testes repetidos são apresentados no Anexo D.

5.10 Entrevista com um participante CRC positivo

Foi realizada uma entrevista com a filha de um participante com CCR positivo, que revelou que a sua adesão ao exame de colonoscopia foi bastante boa, uma vez que foi submetida à colonoscopia uma semana após ter obtido o resultado positivo. Duas semanas depois, fez quimioterapia, mas não a completou e decidiu recorrer à terapia tradicional. A família apoiou-a bastante bem e, ao fim de um ano e meio, acabou por aceitar a operação, apesar de a ter recusado inicialmente. Atualmente, a doente vive noutro estado, separada da família, e é capaz de gerir sozinha a sua vida quotidiana.

5.11 Implicações da investigação

As directrizes da American Cancer Society recomendam que o teste de rastreio FOBT deve ser efectuado com 3 amostras consecutivas (American Cancer Society, 2008). Em 2008, Singapura efectuou com êxito o rastreio com 2 amostras consecutivas (Lau, 2009). No presente estudo, o rastreio através do teste FOBT foi efectuado com uma amostra e as taxas foram aproximadamente semelhantes às de Singapura, tanto para o retorno do teste FOBT como para a deteção de casos de CCR. Os planeadores de políticas de saúde pública na Malásia devem considerar a implementação de um programa de rastreio do CCR utilizando apenas uma amostra de fezes, especialmente em áreas onde existem grupos de alto risco para o CCR. O melhor teste de rastreio do CCR é aquele que é efectuado, e a escolha do teste de rastreio do CCR deve ser adequada de acordo com a situação de rastreio (Allison, 2007). As directrizes de consenso ou de prática clínica (CPG) para o CCR da Sociedade Malaia de

Gastroenterology and Hepatology, College of Surgeons of Malaysia, Academy of Medicine, Malaysia precisam de ser actualizados, uma vez que o último CPG foi resumido em 2001, não tendo havido nenhum CPG atualizado pela sociedade até agora (Qureishi, 2001).

5.12 Limitações do estudo

Os participantes não representavam a população do estado de Penang, uma vez que a técnica de amostragem utilizada foi um método de amostragem de conveniência. Só foram disponibilizados 970 kits FOBT e só foi seguido e analisado um ciclo de rastreio. Havia muitos participantes chineses neste estudo (89%), o que pode ter enviesado os resultados, dando uma taxa de deteção mais elevada de CRC, uma vez que os chineses têm o maior risco de ter CRC na população malaia.

Não foram utilizados assistentes de investigação ou navegadores de doentes neste estudo, caso contrário poderiam ter ajudado e motivado os participantes a seguir os procedimentos desde o início, uma vez que o investigador tinha limitações para fazer o acompanhamento sozinho. O financiamento foi insuficiente para nomear assistentes de investigação ou navegadores de doentes.

Idealmente, deveriam ter sido efectuados exames de colonoscopia a todos os participantes com resultados positivos no FOBT. Neste estudo, não foram disponibilizados fundos para ajudar os participantes a pagar o exame de colonoscopia ou a consulta com os médicos especialistas, pelo que a taxa de adesão à colonoscopia neste estudo foi inferior à do rastreio da CCR efectuado em Singapura em 2008.

5.13 Sugestões para o futuro programa de rastreio do CCR

Deveria ser recolhida uma amostra mais representativa da população para verificar se os resultados poderiam ser reproduzidos e que os rastreios FOBT deveriam ser efectuados anualmente.

Deve ser implementado um programa de rastreio do CCR com navegadores de doentes, uma vez que pode aumentar a adesão dos doentes (Jandorf, 2005).

Deve ser concedida uma subvenção especial para ajudar os participantes com resultados positivos no teste FOBT a consultarem médicos especialistas nomeados e a pagarem o exame de colonoscopia.

5.14 Conclusão

O rastreio do CCR é importante na Malásia, especialmente em Penang ou noutros estados onde existe um grande número de população de alto risco (etnia chinesa). Este estudo identificou um caso de CCR e dois casos de pólipos quando foram distribuídos 970 kits FOBT. No entanto, o nível de conhecimentos sobre o CCR e a sensibilização para o exame das fezes eram fracos entre os participantes. Os factores associados ao conhecimento do CCR foram a educação e os antecedentes familiares, ao passo que os factores associados à devolução dos kits de TSA foram a educação, a etnia e o grupo etário.

A taxa de devolução dos testes FOBT foi de cerca de metade dos kits distribuídos (56,7%) e a taxa de colonoscopia após um teste FOBT positivo foi baixa (0,8%). Os motivos mais comuns para a não realização do teste FOBT foram "esquecimento" (36,7%) e "ocupado" (18,4%) e os motivos mais comuns para a não realização da colonoscopia foram o facto de os médicos consultados após um teste FOBT positivo terem diagnosticado outras doenças aos participantes (66,7%) ou não terem consultado nenhum médico (33,3%).

REFERÊNCIAS

Al Ahwal, M.S. (2013). Primeiros dados de sobrevivência nacional para o cancro colorrectal entre os sauditas entre 1994 e 2004: o que se segue? *BMC Saúde Pública, 13*(73). Recuperado de http://biomedcentral.com/1471-2458/13/73.

Sociedade Americana do Cancro. (2008). Factos e números do cancro colorrectal 2008-2010. Atlanta: American Cancer Society. Obtido em http://www.cancer.org/ acs/groups/content/@nho/documents/document/f861708finalforwebpdf.pdf/

Allison, J.E. (2003). Rastreio do cancro colorrectal em 2003: O FOBT ainda tem um papel a desempenhar? *Techniques in Gastrointestinal Endoscopy, 5*(3) :127-133.

Allison, J.E. (2007). The role of fecal occult blood testing in screening for colorectal cancer (O papel da pesquisa de sangue oculto nas fezes no rastreio do cancro colorrectal). *Practical Gastroenterology,3*: 20-32.

Austrália. Ministério da Saúde e do Envelhecimento. (2004). O programa-piloto australiano de rastreio do cancro do intestino: Analysis of routinely collected screening data (Análise dos dados de rastreio recolhidos por rotina), novembro de 2004. Instituto Australiano de Saúde e Bem-Estar. Obtido em http://www.health.gov.au/internet/screening/publishing.nsf/Content/07F167F BE9766BF9CA2574EB007F73E2/$File/analysis-routine-data.pdf/

Azlie, S. M. (2011). Pesquisa imunoquímica de sangue oculto nas fezes (IFOBT) para o rastreio do cancro colorrectal (CCR): Resumo executivo. Secção de Avaliação das Tecnologias da Saúde da Malásia (MAHTAS), Divisão de Desenvolvimento Médico do Ministério da Saúde da Malásia. Obtido em http://www.moh.gov.my/

Bachock, N. (2011). *Multivariable Analyses Regression*. Kota Bharu: Fazwan Enterprise.

Badger, F. (2005). Espaço para melhorias? Reporting response rates and recruitment in nursing research in the past decade. *Journal of Advanced Nursing, 51* : 502510.

Benuzillo. (2009). Diferenças rurais-urbanas na capacidade de rastreio do cancro colorrectal no Arizona. *Jornal de Saúde Comunitária, 34.*

Berg, D.T. (2001). *Contemporary Issues in Colorectal Cancer (Questões Contemporâneas do Cancro Colorrectal)*. Burlington, MA: Jones and Bartlett.

Bina Rai, S., Knight, A., Rokiah, M., & Asikin, N. (2005). *Relatório do Registo do Cancro de Penang 1999-2003*. Penang: Departamento de Saúde do Estado de Penang.

Bobryshev, Y. V. (2013). Conhecimento do rastreio do cancro colorrectal entre os jovens malaios. *Jornal do Pacífico Asiático de Prevenção do Cancro, 14*(3): 1969-1974.

Budiarto. (2004) *Metodologi Penelitian Kedokteran*. 1ª edição. Capítulo 4, 55-56. EGC. Jakarta, Indonésia.

Chew, M.H. (2009). Evento de rastreio em massa do cancro colorrectal utilizando a pesquisa quantitativa de sangue oculto nas fezes. *Singapore Med J 200, 50*(4): 348-353.

Chong, H.Y. (2013) Priorização da colonoscopia no rastreio do carcinoma colorrectal utilizando a análise imunoquímica quantitativa do sangue oculto nas fezes: Um estudo piloto. *Medical Journal of Malaysia, 68*(1): 30-33.

Clavarino, A.M . (2004) The View from two sides: A qualitative study of community and medical perspective on screening for colorectal cancer using FOBT. Retirado de http://epublications.bond.edu.au/hsmpubs/ 11.

Cleveland. (2010) Colorectal cancer: Orientações e testes de rastreio. Obtido em http://my.clevelandclinic.org/disorders/colorectal_cancer/hic_screening_ guidelines_for_colorectal_cancer.aspx/

Fu, W.P. (2009). Rastreio do cancro colorrectal através de uma análise imunoquímica quantitativa de sangue oculto nas fezes: Um estudo de viabilidade numa população asiática. *Técnica em Coloproctologia, 13*(3): 225-230.

Garden, J., Bradbury, A. Forsythe, J., & Parks, R. W. (Eds.). (2007). *Principles and Practice of Surgery (6ª ed.).* Philadelphia, PA: Churchill Livingstone Elsevier Inc.

Hamid, Z. (2009). Penduduk Mengikut Kumpulan Umur, Jantina, Daerah Pentadbiran dan Negeri, Malásia. Correio eletrónico para Lubna (lubna.al.idrus@gmail.com), 20 de fevereiro. [23 de fevereiro de 2010].

Harmy, M.Y. (2011). Conhecimento e atitude em relação ao rastreio do cancro colorrectal entre os doentes de risco moderado no Oeste da Malásia. *Asian Pacific Journal of Cancer Prevention, 12*: 1957-1960.

Hosmer, D. W., Bursac, Z., Gauss, C. H., & Williams, D. K. (2008). Seleção intencional de variáveis na regressão logística. *Código Fonte para Biologia e Medicina, 3*(17).

Hou, I. S. (2003). Teste de sangue oculto nas fezes administrado em casa para rastreio do cancro colorrectal em locais de trabalho em Taiwan. *Preventive Medicine, 38* : 78-84.

Jandorf, L., Gutierrez, Y., Lopez, J., Christie, J., & Itzkowitz, S. (2005). Utilização de um navegador de pacientes para aumentar o rastreio do cancro colorrectal numa clínica de saúde de um bairro urbano. *Jornal de Saúde Urbana: Boletim da Academia de Medicina de Nova Iorque, 82*(2).

Chen, J. Z. (2007). Evaluating follow-up of positive fecal occult blood test results : Lessons learned. *Journal for Healthcare Quality, 29*(5): 16-20.

Johnson. (2008). A perceção das mulheres jovens sobre o cancro da mama: Normalmente acontece em mulheres mais velhas. *Health Education Journal, 67*: 243-257.

Kaya, O. (2013) Conhecimento e sensibilização do pessoal auxiliar de saúde sobre o cancro colorrectal. *Jornal Turco de Gastroenterologia. 24*: 339-344.

Kumar, V., Fausto, R., Mitchell, N. (2007). *Robbins Basic Pathology.* Philadelphia, PA: Saunders Elsevier Inc.

Koo, J.H. (2011). A prática de rastreio do cancro colorrectal é influenciada pela etnia do médico e do paciente. *Jornal de Gastroenterologia e Hepatologia, 27* : 390-396.

Lau, K. W. (2009). Rastreio comunitário do cancro colorrectal através de duas análises

consecutivas ao sangue oculto nas fezes (FOBT). Retirado de
http://www.medscape.com/

Lee, K.J. (2007) Colorectal cancer screening using faecal occult blood test and subsequent
risk of colorectal cancer: a prospective cohort study in Japan. *Cancer Detect Prev,
31*:3-11. Obtido em http://www.ncbi.nlm.nih.gov/pubmed/17289293

Lim, G.C. (2002). Panorama do cancro na Malásia. *Jornal Japonês de Oncologia Clínica. 32*
(suppl 1): S37-S42.

Lizawati. (2012) Population distribution in Penang state (Distribuição da população no
estado de Penang). Departamento de Estatística da Malásia, Penang. Correio
eletrónico para Lubna (lubna.al.idrus@gmail.com), 06 de março. [12 de março de
2012].

Logan, R. (2012). Outcomes of the bowel cancer screening programme (BCSP) in England
after the first 1 million tests (Resultados do programa de rastreio do cancro do
intestino) em Inglaterra após o primeiro milhão de testes), *Gut, 61*: 1439-1446.
Retirado de http://www.gut.bmj.com/

Ministério da Saúde. (2009). Factos sobre a saúde 2008. Kuala Lumpur: Ministério da
Saúde. Recuperado de http://moh.gov.my/

Nagase. (2009a). *Informações sobre o produto OC Light.* Correio eletrónico para Lubna
(lubna.al.idrus@gmail.com), 21 de maio de 2009.

Nagase. (2009b). *Como recolher uma amostra de fezes.* Correio eletrónico para Lubna
(lubna.al.idrus@gmail.com), 22 de maio de 2009.

Nahas, A. (2013). Dieta e cancro colorrectal: Avaliação do conhecimento entre estudantes
universitários da Malásia. *Revista Internacional de Investigação em Ciências
Farmacêuticas, 4*(2) : 194-197.

Naing, L. (2006) Practical issues in calculating the sample size for prevalence studies
(Questões práticas no cálculo do tamanho da amostra para estudos de prevalência).
Ciências Orofaciais. 1: 9-14. Recuperado de :
http://dental.usm.my/ver2/images/stories/AOS/Vol_1/09_14_ayub.pdf

Nakajima, M. (2003). Prevenção do cancro colorrectal avançado através do rastreio com o
teste imunoquímico de sangue oculto nas fezes: Um estudo de caso-controlo. *British
Journal of Cancer, 89* : 23-28.

Instituto Nacional do Cancro. (2012). Tomografia computorizada (TC). EUA: Instituto
Nacional do Cancro. Obtido em http://www.cancer.gov/cancertopics/
factsheet/Detection/CT/

Registo Nacional do Cancro. (2006). Dados e números estatísticos sobre o cancro na Malásia
- Malásia Peninsular 2006. Kuala Lumpur: Registo Nacional do Cancro, Ministério
da Saúde. Retirado de http://moh.gov.my/

Sociedade Nacional do Cancro da Malásia. (2010). Sobre a Sociedade Nacional do Cancro
da Malásia, Secção de Penang. Penang: NCSM. Obtido em http://ncsmpenang.org/

Norbaya, S.B., Jahis. R. (2010). Introdução do programa nacional de imunização contra o

HPV: Partilha da experiência da Malásia na reunião mundial sobre o programa de prevenção do cancro do colo do útero, Nova Iorque, 2010. Departamento de Saúde Pública, Ministério da Saúde da Malásia. Obtido em https://www.unfpa.org/webdav/site/global/shared/events/Cervical%20Cancer %20Event%202010/HPV%20IMMUNISATION%20-%20Malaysia.pdf

Omar, Z. (2011). *Dados e números das estatísticas do cancro da Malásia 2007*. Kuala Lumpur: Relatório do Registo Nacional do Cancro. Obtido em http://moh.gov.my/

Omar, Z.A. (2012). Relatório Anual 2010: Secção de Doenças Não Transmissíveis (DNT), Divisão de Controlo de Doenças, Ministério da Saúde da Malásia. Obtido em http://www.moh.gov.my/images/gallery/nspncd/AnnualReport2010NCD.pdf

Park, D.I., Ryu, S., Kim, Y.H., Lee, S.H., Lee, C.K., Eun, C.S. (2010). Comparação da pesquisa de sangue oculto nas fezes com base no guaiaco e na imunoquímica quantitativa numa população de risco médio submetida a rastreio do cancro colorrectal. *Am J Gastroenterol, 105* (9): 2017-25.

Pourhoseingholi, M.A. (2012). Aumento do peso do cancro colorrectal na Ásia. *Jornal* Mundial *de Oncologia Gastrointestinal, 4*(4) : 68-70.

Qureishi, M.A. (2001). Rastreio do cancro colorrectal na Malásia: Consensus/Clinical Practice Guidelines. Sociedade Malaia de Gastroenterologia e Hepatologia, Colégio de Cirurgiões da Malásia, Academia de Medicina, Malásia. Obtido em http:// www.acadmed.org.my/view_file.cfm?/

Radzi, M. (2013). Rastreio do CCR no estado de Kedah. Correio eletrónico de rradzi91@yahoo.co.uk para Lubna (lubna.al.idrus@gmail.com). 1st junho de 2013.

Rozen, P., Levin, B., Spann, S. (2006). *Deteção e gestão precoces. Colorectal Cancer in Clinical Practice Prevention (Cancro Colorrectal na Prevenção da Prática Clínica)*. Reino Unido: Taylor & Francis.

Sociedade do Cancro de Singapura. (2008). Comunicado de imprensa: Singapore cancer society's fight againt colorectal cancer. Singapore: Sociedade do Cancro de Singapura. Obtido em http://singaporecancersociety.org.sg/

Sociedade do Cancro de Singapura. (2009). Comunicado de imprensa: Singapore cancer society's fight againt colorectal cancer. Singapore: Sociedade do Cancro de Singapura. Obtido em http://singaporecancersociety.org.sg/

Sociedade do Cancro de Singapura. (2010). Comunicado de imprensa 225: Lives saved in just one more minute [Vidas salvas em apenas mais um minuto]. Singapura: Sociedade de Cancro de Singapura. Recuperado de http://singaporecancersociety. org.sg/

Sociedade do Cancro de Singapura. (2011). Comunicado de imprensa: Singapore cancer society's fight againt colorectal cancer. Singapore: Sociedade do Cancro de Singapura. Obtido em http://singaporecancersociety.org.sg/

Singstat. (2010). Population and population structure (População e estrutura da população). Singapore: Departamento de Estatística. Recuperado de http://www.singstat.gov.sg/statistics/browse_by_theme/population.html/

Stokamer, C.L. (2005) Randomized controlled trial of the impact of intensive patient education on compliance with faecal occult blood testing. *Journal of General Internal Medicine: 20*(3): 278-282.

Sung, J.J.Y. (2008). Recomendações de consenso da Ásia-Pacífico para o rastreio do cancro colorrectal. *Gut, 57*: 1166-1176.

Van Rossum, L.G., van Rijn, A.F., Laheij, R.J., van Oijen, M.G., Fockens, P., van Krieken, H. (2008). Comparação aleatória de análises guaiacas e imunoquímicas de sangue oculto nas fezes para deteção de cancro colorrectal numa população de rastreio. *Gastroenterology,135* (1): 82-90.

Wan Puteh, S. E. (2013). Qualidade de vida em doentes malaios com cancro colorrectal. *Jornal de Psiquiatria da Ásia-Pacífico*, 1-8.

Organização Mundial de Saúde. (2007). Cancro. Obtido em http://www.who.int/ mediacentre/factsheets/fs297/en/

Ciências da Saúde Mundial. (2010). As sociedades ocidentalizadas têm os seus próprios problemas de saúde. World Health Sciences. Recuperado de http://www.worldhealthsciences.com/ westernized-societies-have-their-own-health-issues.html/

Winawer, S. (2007). Rastreio do cancro colorrectal: directrizes práticas (versão resumida). *Organização Mundial de Gastroenterologia, 12*(2) :17-22.

Wong, M. (2013). O conhecimento dos sintomas e factores de risco do cancro colorrectal entre 10.078 participantes no rastreio: Os indivíduos de alto risco têm mais conhecimentos? *PloS ONE, 8*(4) : 1-8.

Wong, M.C. (2011). Rastreio do cancro colorrectal em Hong Kong: investimento de mais recursos necessários para reforçar os serviços de rastreio e informar a política governamental . *Hong Kong Med J, 17* (5). Recuperado de http: // www.hkmj.org/

Yusoff, H.M. (2012). Participação e barreiras ao rastreio do cancro colorrectal na Malásia. *Asian Pacific Journal of Cancer Prevention, 13*(8) : 3983-3987.

APÊNDICE A

AVALIAÇÃO DO PROGRAMA DE RASTREIO DA FOBT NO ESTADO DE PENANG

2009

Não :

Instruções : Por favor, preencha o questionário e assinale (V) as perguntas com caixas de resposta.

Arahan : Sila isi maklumat dan tandakan (^) pada ruang jawapan yang berkenaan.

Não.	A. Dados pessoais/dados *peribadi*
1.	**Nome** : *Nama*
2.	**Sexo** : □ Masculino /Lelaki *Jantina* Mulher/Perempuan
3	**Idade** : anos de idade *Umur* : tahun
4.	**Religião**/ *Agama* :
5.	**Etnia** : *Bangsa:* □ Malaio/Melayu □ Chinês/Cina Lain-lain, nyatakan: Índio/Índia
6.	**Data de nascimento** : Tarikh lahir :
7.	**Endereço** : *Alamat* : **Código postal :** □ □ □ □ □ *Kod Pos* **Cidade** : *Bandar* : **Estado** : *Negeri* : **Número de telefone fixo :**

Nombor telefónico bimbit	*Telefone*

8.	**Estado civil** :
	Estado de conservação
	
	    Q **Único**
	      Mais informações
	
	    Q **Casado**
	      Berkahwin
	
	    Q **Divorciado**
	      Bercerai
	
	    Q **Viúva/viúvo**
	      Janda/duda

9.	**Profissão** :
	Pekerjaan
	
	Q **Empregado de** :
	Comprar em :
	    Q **Sector público**
	    Serviços de assistência:
	    Q **Sector privado** *Kerja swasta*
	
	Q **Trabalhador por conta própria, como** :
	    O utilizador deve enviar o seu pedido,
	sebagai :
	
	    Comerciante Q
	    Peniaga
	
	    Q **Outros** :
	    Lain-lain :
	
	Q **Desempregado/reformado**
	    É necessário ser informado/será que está
	a ser pago
	
	Q **Outros** :
	    Lain-lain :

10.	**Qual é o nível de ensino mais elevado que**
	possui?
	O que é que os seus membros podem fazer?
	
	    Q **Sem escola/Tidak** *bersekolah*
	
	Q **Escola secundária inferior/** *Sekolah*
	    Menengah Rendah
	    (Tingkatan 1-3)
	    Q Certificado/Sijil
	    (Politeknik dan Komuniti Kolej)
	Q **Outros, explicar** :
	    Lain-lain , jelaskan :
		e obtido ?
		Como é que o seu filho está a ser tratado?
		
		Q **Escola primária/** *Sekolah Rendah*
		
		Q **Escola secundária** *superior/Sekolah*
		    Menengah Atas
		    (Tingkatan 4-6)
		Grau/ *Ijazah*	

.	**Rendimento/mês** : *Pendapatan/bulan:* ☐ RM 0 - 500 ☐ RM 501 - 1500 ☐ RM 1501 - 2500 ☐ RM > 2500

12.	**Língua falada:** (pode ser escolhida mais do que uma)
	Bahasa bertutur: (lebih daripada satu boleh dipilih)
	
	☐ **Inglês** **Malaio**
	    Bahasa Inggeris *Bahasa* *Malaysia*
	
	☐ **Outros, explicar :**
	    Lain-lain, jelaskan:

13.	**Alguém da sua família (irmão, irmã, pais, primos, tio, avô, etc.) foi diagnosticado com cancro?** *Como é que a maioria dos clientes está a trabalhar com o seu dinheiro?* ☐ **SIM** ☐ **NÃO** *YA* *TIDAK*
	B. Sensibilização para o exame de fezes/Kesedaran *pemeriksaan najis*
14.	**Estava a planear fazer um exame às fezes antes de adquirir este kit?** *O que é que os utilizadores podem fazer para se tornarem membros da equipa?* ☐ **SIM** ☐ **NÃO** *YaTidak*

15.	**Quantas vezes fez um exame às suas fezes no passado?** *Como é que o(a) senhor(a) pode fazer um exame de fezes?*
	
	☐ **Nunca**
	   Não é necessário
	
	Pelo menos uma vez
	   Pernah, 1 x
	
	☐ **Não sei**
	   Como é que isto acontece?

16.	**Com que frequência deve fazer um exame médico às suas fezes?** *Como é que o utilizador pode fazer a sua escolha?* **Uma vez por ano** *1x dalam setahun*

	Q **duas vezes por ano**
	   2x por semana
	
	Q **sempre que encontro uma anomalia nas minhas fezes.**
	   a maioria das pessoas que se encontram em situação normal
	
	Q **não sei**
	   não é necessário

	C. Conhecimentos sobre o cancro colorrectal/Pengetahuan *tentang Kanser Kolorectal*

17.	**O que é o cancro?**
	Como é que o utilizador pode ser?
	   Pode escolher mais do que um
	   Pode ser que se lembrem de alguns dos seus filhos
	
	   Q **um tipo de doença infecciosa**
	     sejenis penyakit menular
	
	   Q **uma doença hereditária**
	     sejenis penyakit keturunan
	
	Q **uma doença incurável**
	     sejenis penyakit yang tidak boleh disembuhkan
	
	   Q **um crescimento anormal**
	     sejenis ketumbuhan luar biasa
	
	   Q **uma doença que afecta muitas partes do corpo**
	     sejenis penyakit yang merosakpelbagai bahagian tubuh badan
	
	   Q **surge de uma célula anormal**
	     A sua utilização é feita através da venda de produtos que se encontram em fase de comercialização

18.	**Já ouviu falar de cancro colorrectal?** *O que é que pode ser feito em relação ao cancro da mama ou ao cancro colorrectal?* Q **SIM** Q **NÃO** *YATIDAK*

19.	**Assinale** *(j)* **os factores de risco do cancro colorrectal que conhece.**
	Sila tandakan (^) faktor risiko kanser usus besar atau kolorectal yang anda ketahui.
	
	Pode escolher mais do que um.
	Pode ser que se lembrem de alguns dos seus filhos
	Q **idade**
	   umur
	
	Fumar Q
	   kebiasaaan merokok

	Dieta rica em carne vermelha *banyak makan daging* **Dieta rica em gordura** *banyak makan lemak* **Dieta pobre em fruta** *jarang makan buah-buahan* **Dieta pobre em vegetais** *jarang makan sayur-sayuran* ☐ **falta de exercício** *kurang bersenam* ☐ **obesidade** *kegemukan* **Pouca ingestão de líquidos** *ar mínimo de kurang* **Consumo elevado de açúcar** *banyak makan gula* **História familiar** *ada keluarga yang kena kanser*
20.	**Na sua opinião, o cancro colorrectal pode ser curado?** *Para os utilizadores que estão a começar a trabalhar, o que é que pode ser feito?* ☐ **não sei** *não é necessário* ☐ **não pode ser curado** *tak boleh disembuhkan* ☐ **pode sempre ser curada** *boleh selalu disembuhkan* ☐ **só pode ser curada se for diagnosticada numa fase inicial** *boleh disembuhkan apabilapenyakit beradapadaperingkat awal*

Muito obrigado pela vossa colaboração.
Terima kasih atas kerjasama anda.

Data/Tarikh :.....--2009

QUESTIONÁRIO B

Não :

Instruções : Preencher o questionário e assinalar (V) as perguntas com caixas de resposta.
Arahan : Sila isi maklumat dan tandakan (^) pada ruang jawapan yang berkenaan.

<table>
<tr><td>1.</td><td>

Foi fácil efetuar o teste?
Como é que os utilizadores podem fazer a sua inscrição no site?

☐ SIM   ☐ NÃO
YaTidak

</td></tr>
<tr><td>2.</td><td>

Encontrou alguma dificuldade ao fazer este teste em casa?
Como é que os utilizadores podem obter mais informações sobre o seu trabalho?

☐ SIM   ☐ NÃO
YaTidak

Em caso <u>afirmativo,</u> passar à pergunta seguinte:
Jika ya, sila jawab soalan berikut:

Que tipo de dificuldades encontrou?
O que é que a Tn/Pn tem de fazer?

Pode escolher mais do que uma resposta.
Sila pilih jawapan , boleh lebih daripada satu.

O kit é demasiado pequeno.
Kit de impressão digital

É uma sensação horrível pegar nas fezes e colocá-las no estojo.
A máquina é muito fácil de usar e pode ser usada com um kit de ferramentas.

Não sabia como o fazer corretamente.
Tidak faham bagaimana membuatpeperiksaan yang betul.

A diretriz não era clara.
Panduan susah untuk difahami

Outros, explicar :
Hal-hal lain, jelaskan :

Muito obrigado pela vossa colaboração.
Terima kasih atas kerjasama anda.

Data/Tarikh: **-- 2009**

</td></tr>
</table>

QUESTIONÁRIO C
Código : QC

Muito obrigado pela vossa colaboração.
Terima kasih atas kerjasama anda.

Data/Tarifa......... .... --2009

Entrevista telefónica: Participantes que não devolveram o kit

1.	**Código do questionário 1:**

2.	**Porque é que não devolveu o kit FOBT?**
	Como é que os utilizadores podem usar o kit FOBT para ganhar dinheiro?
	
	Eu não fiz o teste, porque :
	    A maioria das pessoas que visitam o site podem usar o site para fazer compras:
	
	        Tenho medo
	        Saya takut
	
	        Estou preocupado
	        Saya jadi khuatir
	
	        Não sei como fazer o teste
	        Os utilizadores podem ter a certeza de que estão a utilizar o serviço
	
	        Dei o kit a outra pessoa:
	        O kit é para ser usado em qualquer lugar:
	
	Fiz o teste, mas não o devolvi porque :
	    Saya sudah melakukan ujian ini, tetapi saya tidak menghantarnya balik, kerana :
	
	        Esqueci-me
	        Saya lupa.
	
	        Estou ocupado
	        Saya sibuk.
	
	        Perdi o kit
	        Saya kehilangan kit itu.
	
	        Estraguei o kit
	        Saya pecahkan kit itu.
	
	        ☐ **Outro motivo, explicar :**
	        Lain-lain, jelaskan :

82

Código : QD / Entrevista telefónica: Participantes que tiveram um resultado FOBT positivo

1.	**Como é que se sente em relação ao resultado?**
	Bagaimanaperasaan tuan/puan setelah membaca hasilpeperiksaan ?
	
	☐ **Feliz**
	    Gembira
	
	☐ **Triste**
	    Sedih
	
	Ansioso/preocupado
	    Cemas/khuatir
	
	Assustado
	    Takut
	
	Nenhum sentimento especial
	    Biasa-biasa sahaja
	
	Outros, explicar :
	    Lain-lain, jelaskan :

2.	**Qual é o seu plano depois de conhecer o resultado?** *Apa perancangan tuan/puan setelah mengetahui hasilpeperiksaan ini ?* **Se positivo :** *Jika positivo* **Vou continuar o exame com a colonoscopia** *A sua utilização pode ser feita através de uma colonoscopia* **Vou guardar o resultado e continuar o exame mais tarde** *Saya akan simpan dahulu hasil ujian ini dan saya akan membuat pemeriksaan lanjutpada masa lain* **Não vou continuar com o exame de colonoscopia** *Saya tidak akan teruskan dengan pemeriksaan kolonoscopi* **Se negativo :** *Jika negatif*

	Vou repetir o teste FOBT :
	    A empresa pode oferecer-lhe um serviço de assistência técnica
	
	Não vou repetir o teste FOBT
	    A sua equipa de trabalho está a trabalhar para que os seus filhos possam ter uma vida melhor

<table>
<tr><td>

Explicar as razões :
Jelaskan alasan tuan/puan:

</td></tr>
<tr><td>

** Lembrar o participante de repetir o teste anualmente*

</td></tr>
</table>

Muito obrigado pela vossa colaboração.
Terima kasih atas kerjasama anda.

Data/Tarikh , ... -   ....- 2009

Código : QE /

Entrevista telefónica: Participantes que efectuaram a colonscopia e para saber as razões pelas quais não o fizeram.

<table>
<tr><td>1.</td><td>

Já conheceu o seu médico?
Como é que o meu filho está a trabalhar com um professor?

□ **NÃO . Porquê?** explicar :
    Tidak. O que é que está a acontecer?

(Aconselhar a consultar o médico relativamente aos resultados do FOBT(+)) □ **SIM** .
    Ya

Em caso afirmativo, responder às perguntas seguintes
(Jika ya, sila terus jawab soalan berikutnya)

</td></tr>
<tr><td>2.</td><td>

O seu médico aconselhou-o a fazer uma colonoscopia?
Adakah doktor anda menasihati anda untuk menjalani kolonoscopi ?

□ SIM   □ NÃO
                    YaTidak

</td></tr>
<tr><td>3.</td><td>

Onde e quando foi feita a colonoscopia?
De que forma e em que altura é que a Colonoscopia está a ser realizada?

</td></tr>
<tr><td>5.</td><td>

Quanto pagou pela Colonoscopia?
Como é que a maioria das pessoas pode fazer uma colonoscopia?

</td></tr>
</table>

<table>
<tr><td>.</td><td>

Quem pagou a sua Colonoscopia?
Como é que os utilizadores podem fazer a sua escolha?

Paguei-o eu próprio
Saya bayar sendiri
O meu seguro pagou por mim
Os seguros e as apólices de seguro podem ser pagos pelo cliente
O meu marido/a minha mulher pagou
Suami saya/isteri saya yang bayar
Os meus filhos pagaram por mim
Os pais que estão a trabalhar na empresa
□ **Outros, explicar :**
Lain-lain, jelaskan :

</td></tr>
<tr><td>7.</td><td>

Resultado da colonoscopia: (se disponível) *Hasil dari Kolonoscopi: (jika ada)*

</td></tr>
</table>

Muito obrigado pela vossa colaboração.
Terima kasih atas kerjasama anda.

Data/Tarikh , ... -   ....- 2009

QUESTIONÁRIO F

Entrevista aprofundada com um participante diagnosticado com CRC

Código do participante :

Guia para a entrevista qualitativa

1. Fale-me de como soube do diagnóstico. Explorar a forma como o diagnóstico foi dado a conhecer ao inquirido.

   Quais foram os seus sentimentos quando recebeu o diagnóstico de cancro colorrectal/pólipos?

2. Fale-me da sua famíliaQuem ..está em casa? Quantos filhos?

3. O que sentiram os membros da sua família quando souberam que tinha cancro colorrectal/pólipo? Quem os informou?

4. Sabe em que fase se encontra o seu cancro colorrectal/polipose? Explorar mais

5. Quanto tempo demorou todo o processo de obtenção de um diagnóstico? Explorar eventuais atrasos (sistema hospitalar ou doente)

6. Quais são os seus planos para o tratamento do cancro colorrectal/pólipos?

7. Vai seguir o tratamento que o seu médico lhe sugeriu ou vai pedir uma segunda opinião? Quanto tempo está disposto a esperar antes de iniciar qualquer plano de tratamento?

8. Está a considerar algum medicamento tradicional para o tratamento? Explorar em caso afirmativo.

9. Está a pensar restringir a sua alimentação diária? Explorar em caso afirmativo.

10. Há algum conselho que queira dar à sua família ou aos seus amigos sobre o cancro colorrectal/pólipos?

Será registado

UJIAN DARAH DALAM NAJIS (FOBT)

Pemeriksaan najis menggunakan kit FOBT ialah suatu pemeriksaan permulaan bagi mengenali ada atau tidak darah di dalam najis. Kehadiraan darah di dalam najis merupakan salah satu tanda penyakit usus, termasuk kanser.

Ujian ini perlu dilakukan secara rutin, terutama bagi mereka yang berusia 50 tahun ke atas, kerana kejadian kanser kerap berlaku dalam kalangan mereka yang berusia 50 tahun ke atas.

Anda disarankan untuk turut serta dalam kajian ini. Ia bertujuan untuk menilai penggunaan kit FOBT bagi pengesanan awal penyakit usus. Kajian ini merupakan sebahagian daripada inisiatif Persatuan Kebangsaan Kanser Malaysia - Cawangan Pulau Pinang dan Universiti Sains Malaysia (USM) bagi mengetahui ada tidak darah dalam najis warga Pulau Pinang yang berusia 50 tahun ke atas. Hasil kajian ini dapat membantu mengesan kes penyakit usus pada peringkat awal.

Anda boleh mendapatkan kit FOBT secara percuma di sini, dan melakukan ujian tersebut di rumah. Anda terlebih dahulu harus mengisi **Questionnaire 1** sebelum memperoleh kit ini secara percuma. Anda diminta untuk mengembalikan kit FOBT dalam masa 2 (dua) hari selepas mengambil contoh najis, dan hendaklah mengisi **Questionnaire 2** yang telah disisipkan, kemudian menghantar semula kepada kami melalui pos bersama-sama dengan kit FOBT.

Kami akan mengirimkan hasil peperiksaan najis tuan/puan melalui pos. Kami akan melakukan temu bual melalui telefon kepada sesiapa yang mendapat hasil positif (+). Bagi sesiapa yang tidak mengembalikan kit ini kepada kami, informasi ini akan membantu perlaksanaan program kit FOBT pada masa hadapan.

Sila luangkan sedikit masa tuan/puan untuk mengisi borang soal selidik ini. Sekiranya tuan/puan bersedia untuk melakukan ujian ini, sila berikan persetujuan dengan menandatangani borang persetujuan ini.

Semua maklumat yang dikumpul adalah RAHSIA dan akan dimusnahkan selepas kajian ini selesai.

Sila kemukan soalan tuan/puan kepada kami :

Dr. Lely 019-4818850 / **Dr. Aishah 016-4527350**

Terima kasih.

Pulau Pinang, ...- 2009   Tanda tangan peserta :   ....

FAECAL OCCULT BLOOD TEST

Faecal Occult Blood Test using FOBT kit is an examination to identify the presence of the blood in the stool. A positive result may indicate the presence of large bowel disease including cancer.

It is important to undergo this test routinely, especially for citizens who are older than 50 years old. This is because the prevalence of the colorectal cancer is higher in the older age-group (i.e. over 50 years).

You are invited to participate in this research programme to assess the use of this FOBT kit in the early detection of bowel disease. This programme is an initiative from the National Cancer Society of Malaysia – Penang Branch and Universiti Sains Malaysia (USM) to detect the presence of blood in the stool of people aged 50 years old or more. The result of this research may help to detect bowel diseases at an earlier stage.

You can get the free FOBT kit here and undergo the test at home. You need to fill up the **Questionnaire 1** before getting this free FOBT kit. You have to return the FOBT kit within 2 days of getting the sample of the stool, and don't forget to fill up **Questionnaire 2**, put it together with the kit in the envelope and send it back to us by post.

We will send the result to you by post. We may interview you by phone, especially the partipants with positive (+) results and those who did not return the kit. This infomation will be useful for the implementation of an FOBT programme in the future .

Please spare a little time to fill up **Questionnaire 1**. If you agree to undergo the test and be part of this programme, please sign this informed consent form.

All the collected information will be kept confidential and will be destroyed after the research had done.

Please clarify your doubts to us :

Dr.Lely 0194818850   /   **Dr Aishah   0164527350**

Thank you.

Penang, ...- 2009   Participant Signature :   ....

Consentimento informado para o Questionário 2
UJIAN FOBT
(PESQUISA DE SANGUE OCULTO NAS FEZES)

Se o programa for aprovado, o programa irá fornecer-lhe uma lista de todos os serviços que podem ser prestados, e o programa irá fornecer-lhe uma lista de todos os serviços que podem ser prestados. A equipa do programa pode também contactar-nos através de um telefone, para que possamos ter acesso a todos os serviços. A segurança dos trabalhadores é a mesma que **a da raia** e pode ser encontrada em todos os programas e programas.

O **questionário 2 é um questionário de** avaliação da qualidade de vida de uma pessoa. Kami ingin mengetahui sama ada anda mengalami sebarang kesulitan semasa anda melakukan ujian ini.

Persetujuan anda untuk mengambil bahagian dalam kajian ini dilakukan dengan mengisi borang soal selidik dan menghantarnya melalui pos bersama kit FOBT menggunakan sampul surat yang telah disediakan.

O trabalho de campo e o trabalho de campo são muito importantes.

Para podermos ter mais informações sobre os nossos serviços, contacte-nos. A sua escolha é a melhor possível.

TESTE FOBT
(PESQUISA DE SANGUE OCULTO NAS FEZES)

Gostaríamos de agradecer a sua participação neste programa. O resultado ser-lhe-á enviado em breve. É possível que o contactemos por telefone para recolher informações adicionais. Todas as informações que fornecer serão **confidenciais** e não serão divulgadas a ninguém alheio a este programa.

Por favor, dedique algum tempo a preencher o **Questionário 2**. Queremos saber se encontrou alguma dificuldade ao fazer o teste. Ao preencher o questionário e ao enviar por correio o questionário juntamente com o kit FOBT no envelope fornecido, está a consentir em participar neste programa.

A sua colaboração e contribuição são muito apreciadas.

Por favor, contacte-nos para esclarecer as suas dúvidas. Obrigado.

Dr. Lely: 0194818850Dr   . Aishah: 016 452 7350

FORMULÁRIO DE CONSENTIMENTO INFORMADO DO PARTICIPANTE

TÍTULO DO ESTUDO:
AVALIAÇÃO DE UM PROGRAMA DE RASTREIO DO CANCRO COLORRECTAL UTILIZANDO UM KIT DE PESQUISA DE SANGUE OCULTO NAS FEZES (FOBT) NO ESTADO DE PENANG, MALÁSIA

NOME: .... **DATA DE NASCIMENTO:**............

NÚMERO DO ESTUDO .... **IDENTIFICAÇÃO DO DOENTE** ....

Assinale (V) para confirmar que leu e compreendeu o que se segue:

[Compreendo que a minha participação neste estudo é voluntária e que estou a livre de me retirar do estudo em qualquer altura sem que os meus cuidados médicos ou direitos sejam afectados

[Compreendo que a entrevista será gravada e que qualquer informação serão guardadas de forma segura e confidencial.

[Tomei conhecimento de que as informações sobre os meus progressos neste estudo
serão
guardados de forma segura e confidencial

[Compreendo que os meus registos hospitalares e outros registos de saúde podem ter
de ser
analisadas por indivíduos autorizados deste estudo e por autoridades regulamentares
para verificar se o estudo está a ser realizado corretamente. Autorizo que estas
pessoas tenham acesso aos meus registos, desde que tal seja feito de forma
confidencial

[Recebi uma cópia do formulário de consentimento informado

[Finalmente, concordo em participar neste estudo e em ser entrevistado.

(Nome do Participante)	(N.º I/C)	(Assinatura)	(Data)
(Nome da testemunha)	(N.º I/C)	(Assinatura)	(Data)
(Médico/Investigador)	(N.º I/C)	(Assinatura)	(Data)

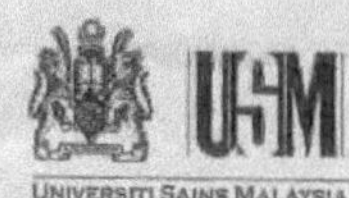

PEJABAT PELANTAR PENYELIDIKAN
OFFICE OF RESEARCH PLATFORM

Our. Ref. : USMKK/PPP/JEPeM [216.3.(03)
Date : 23rd November 2009

Dr. Aishah Knight Abdul Shatar
Advanced Medical and Dental Institute
No. 1-8, Persiaran Seksyen 4/1,
Bandar Putra Bertam
13200 Kepala Batas,
Pulau Pinang.

Dear Dr,

APPLICATION FOR ETHICAL APPROVAL

**"Assessment of a Colorectal Cancer Screening Programme using Faecal Occult Blood Test
(FOBT) Kit in Penang State, Malaysia".**

We are pleased to inform, The Research Ethics Committee (Human), Universiti Sains Malaysia
has approved in principle the protocol study of the above title:

• Study protocol received	26 July 2009
• Review by The Research Ethics Committee (Human), Universiti Sains Malaysia	18 August 2009
• Received amended protocol	22 November 2009
• Date of Approval	23 November 2009

Research Center	:	Penang.
Date Start	:	November 2009
Duration	:	24 Months
Number of Samples	:	1, 000 subjects
Name of Principal Researcher	:	Dr. Aishah Knight Abdul Shatar
Co- researcher	:	Dr. Narimah Samat
PG Student	:	Dr. Lely Lubna Alaydrus
Financial Support	:	Short Term Grant

KAMPUS KESIHATAN HEALTH CAMPUS
Universiti Sains Malaysia, 16150 Kota Bharu, Kelantan, MALAYSIA.
Tel: (DL) 609-765 8321, 609-764 2841, 609-7673000 ext. 2350/2351/2353/2354/2355 Fax: 609-765 8291, 609-764 8064
Website: www.research.kk.usm.my/index.htm

The following item have been received and reviewed and in connection with the above study to be conducted by the above investigator -:

(✓)   **Study Protocol**

(✓)   **Patients Information Sheet**
(✓) → English Version
(✓) → Malay Version
( )   Other

(✓)   **Consent Form**
(✓) → English Version
(✓) → Malay Version
( )   Other

Members of the Sub Committee of the Research & Ethics Committee who reviewed the above protocol/documents are as follows:

Member (Title and Name)		Occupation (Designation)	Male/ Female (M/F)	Tick (✓) if present when above items, were reviewed
Chairperson : Professor Mohd Shukri Othman		Chairman of Research Ethics Committee (Human)	M	✓ (Chairperson)
Secretary : Ms. Mazlita Zainal Abidin		Scientific Officer	F	✓
Members :				
1.	Profesor Datin Dr. Rashidah Shuib	Professor and Director of Women's Development Research Centre (KANITA)	F	x
2.	Dato' Professor Jamalludin Sulaiman	Lecturer, School of Social Sciences	M	✓
3.	Professor Rusli Ismail	Director of Institute for Research in Molecular Medicine (INFORMM)	M	x
4.	Professor Rahmat Awang	Lecturer, National Poison Centre	M	✓
5.	Professor Mohd Razali Salleh	Lecturer, School of Medical Sciences	M	x
6.	Professor Dr. Ibrahim Lutfi Shuaib	Deputy Director, Advance Medical & Dental Institute	M	✓
7.	Professor Dr. Saringat Hj Baie	Lecturer, School of Pharmaceutical Sciences	M	✓
8.	Professor Dr. Zulmi	Lecturer, School of Medical	M	x

	Wan	Sciences		
9.	Professor Yuen Kah Hay	Lecturer, School of Pharmaceutical Sciences	M	✔
10.	Professor Quah Ban Seng	Lecturer, School of Medical Sciences	M	x
11.	Professor Sharif Mahsufi Mansor	Director of Centre for Drug Research (CDR)	M	x
12.	Professor Yahaya Hasan	Lecturer, School of Pharmaceutical Sciences	M	✔
13.	Associate Professor Sharifah Mastura Syed Mohamad	Lecturer, School of Health Sciences	F	x
14.	Associate Professor Siti Hawa Ali	Lecturer, School of Health Sciences	F	x
15.	Dato' Hj. Wan Mohamed Yusoff	Ex-State Secretary of Kelantan	M	x
16.	Dato' Hj. Abdul Razak Salleh	Ex-State Secretary of Kelantan	M	x
17.	Dr. Mohammad Ismail	Director of Hospital Raja Perempuan Zainab 2	M	x
18.	Dr. Zainul Ahmad Rajion	Lecturer, School of Dental Sciences	M	✔
19.	Dr. Mohamed Azmi Ahmad Hassali	Lecturer, School of Pharmaceutical Sciences	M	✔
20.	Tn. Hj Ismail Hassan	Ex-USM Linguistic Teacher	M	✔
21.	Tn. Hj. Elias Zakaria	Lecturer, School of Humanities	M	✔
22.	Mr. Wan Mohd Suyuti Wan Ismail	Senior Deputy Director, HUSM	M	✔
23.	Mr. Khairul Anuar Che Azmi	Technology Licensing Officer, Innovation Office, USM	M	✔
24.	Tn. Hj. Halim Othman	Scientific Officer	M	x

Please submit your **Final Report** upon completion of the research to Chairman of Research Ethics Committee (Human), Universiti Sains Malaysia Health Campus.

For research that involves Ministry of Health (MOH) personnel or to be conducted in MOH facility or to be funded by MOH research grants, kindly please register your research at the National Medical Research Register on line at www.nmrr.gov.my. Please **submit a copy of your registration confirmation** to the Research Ethics Committee (Human), Universiti Sains Malaysia Health Campus.

The Research Ethics Committee (Human) of Universiti Sains Malaysia is in compliance with ICH GCP guidelines.

Thank you.

"ENSURING A SUSTAINABLE TOMORROW"

Yours sincerely,

PROFESSOR MOHD SHUKRI OTHMAN
Chairman of Research Ethics Committee (Human)

c.c   Secretary of Research Ethics Committee, USM

APÊNDICE B

**TRANSCRIÇÃO DE UMA ENTREVISTA SEMI-ESTRUTURADA DE UMA HORA
COM UM DOENTE COM CANCRO, UTILIZANDO O QUESTIONÁRIO 6**

Dados demográficos dos participantes :

Nome : Madam. K.

Sexo : feminino

Idade : 61 anos

Etnia : chinesa

Endereço: Ds Medura Tmn Desa Relau 2 Lebuh Relau, Penang.

A entrevistada : Sra. A

Relação com o participante : filha do participante

Ocupação : farmacêutico

Sexo : feminino

Investigador :

Boa noite........... é a Sra. A?

Filha de Madame K :

Sim, estou^ então esta é a Dra. Lely?

Investigador :

Sim, sou eu... prazer em conhecê-la, Sra. A. Como está?

Filha de Madame K :

Estou bem, obrigado. (sorriso)

Investigador :

Sra. A, gostaria de a entrevistar em relação à Sra. K. Importa-se de assinar o termo de responsabilidade?

consentimento primeiro?

Filha de Madame K :

Sim, claro. Em que parte?

Investigador :

Esta parte.

Filha de Madame K :

Ok... (A Sra. A assinou as folhas de consentimento informado)

Investigador :

Obrigado, Sra. A. E. ... importa-se que eu grave a nossa conversa?

Filha de Madame K :

Está tudo bem... ok.

Investigador :

Posso saber mais sobre a vossa família, ou seja, quantos filhos tem a Sra. K. e se já estão em casa?

Filha de Madame K :

A minha mãe tem 2 filhos, eu e a minha irmã. A minha mãe fica no apartamento dela e eu e a minha família ficamos em frente ao apartamento dela. A minha irmã fica em Johor... e o meu pai também.

Investigador :

Obrigado, Sra. A.

Sra. A, como sabíamos que o resultado da colonoscopia da Sra. K era um cancro anal, importa-se de dizer como é que a Sra. K soube deste diagnóstico? K era um cancro anal, importa-se de nos dizer como é que a senhora soube deste diagnóstico?

Filha de Madame K :

Sim, na verdade, nessa altura, depois de termos recebido o resultado positivo da análise às fezes, levámo-la a um especialista para ser examinada numa clínica especializada para mulheres em Penang, e o médico sugeriu que a minha mãe fosse submetida a uma colonoscopia. Por isso, levámo-la para fazer a colonoscopia no hospital Lam Way Ee, em Penang. Foi no dia 25 de agosto de 2009.

(Ela estava a mostrar o resultado da colonoscopia ao investigador).

Contei-lhe o diagnóstico e a minha mãe ficou triste... e disse: "Sim, acho que há algo de errado comigo, porque eu costumava ter hemorragias intestinais antes.

O meu pai também ficou chocado, e a minha outra irmã, eu telefonei a ambos e informei sobre este assunto.

Investigador :

Também tenho pena da tua mãe.

Filha de Madame K :

Não faz mal. Na verdade, temos de lhe agradecer por ter ajudado no rastreio.

Investigador :

Infelizmente, não dispúnhamos de fundos suficientes para apoiar a Sra. K na colonoscopia ou no pagamento do tratamento.

Filha de Madame K :

Não faz mal. Nós compreendemos... alguns dos pagamentos podem ser reclamados ao seguro.

Investigador :

Existe algum atraso por parte do hospital ou do laboratório na obtenção do diagnóstico ou do resultado do FOBT?

Filha de Madame K :

Penso que não... o hospital informou-nos do resultado das fezes a 20 de agosto de 2009, eu levei a minha mãe para fazer uma colonoscopia e recebi o resultado a 25 de agosto de 2009.

Investigador :

Sra. A, a Sra. K tinha conhecimento do estadiamento do cancro colorrectal?

Filha de Madame K :

Acho que ela não sabia, mas eu tentei explicar-lhe.

Investigador :

Sra. A, que tipo de tratamento é que a Sra. K recebeu?

Filha de Madame K :

Na verdade, o médico pediu-me para ser operada, mas a minha mãe recusou. Ela tem medo e está preocupada com o facto de ter de usar um saco anal depois da operação. Por isso, o médico mandou a minha mãe para o Hospital Mt. Mariam para fazer quimioterapia e radioterapia, de setembro de 2009 a novembro de 2009.

Investigador :

Qual o custo desse tratamento?

Filha de Madame K :

Penso que o valor é de cerca de 20 000 RM e que podemos pedir uma indemnização ao seguro.

Investigador :

A sua mãe terminou o tratamento?

Filha de Madame K :

Não, ela interrompeu o tratamento. Ela sentiu que a quimioterapia e a radioterapia poderiam ser piores do que o próprio cancro.

Investigador :

Oh... há algum plano para fazer outro tratamento?

Filha de Madame K :

Sim, ela gosta de tomar medicamentos alternativos, um suplemento tradicional para o cancro.

Investigador :

Oh... posso saber o nome do suplemento? e qual é a utilidade desse suplemento?

Filha de Madame K :

Hm. Não me lembro do nome, mas ajuda a manter e a aumentar o sistema imunitário do corpo e a nutrição.

Investigador :

Então... o estado de Mdm K melhora?

Filha de Madame K :

Sim. Quando a minha mãe fez quimioterapia e radioterapia, perdeu 3-4 kg de peso corporal. O tratamento com suplementos foi iniciado em setembro de 2009 até agora. Agora a minha mãe está melhor e mais alegre, e o seu peso corporal aumentou para o normal como antes.

Investigador :

Oh.isso é bom.

Filha de Madame K :

Sim...

Investigador :

Há algum tipo de alimento que a Madame K não deva comer, como "pantang" (restringir) alguns alimentos?

Filha de Madame K :

Sim... agora ela prefere não comer carne, ovos ou peixe. Prefere comer mais legumes e frutas nas refeições diárias.

Investigador :

Sim, isso é ótimo. E. A Sra. K informa ou dá conselhos a outros familiares ou amigos sobre o cancro colorrectal?

Filha de Madame K :

Acho que ela não sabia muito sobre o cancro colorrectal antes. Por isso, não conseguiu explicar a doença a outro membro da família. Mas percebemos que há uma probabilidade de outro membro da família ter este cancro no futuro.

Investigador :

Oh.ok Sra. A, acho que terminei a entrevista. Gostaria de agradecer novamente a sua ajuda.

Espero que a Madame. K melhore e fique curada.

Filha de Madame K :

Obrigada, Dra. Lely. (sorriso)

APÊNDICE C

TÉCNICA DE RECOLHA DE AMOSTRAS

A técnica de recolha de amostras foi explicada da seguinte forma (Nagase, 2009b):

1. Foi pedido aos participantes que se agachassem ou se sentassem na sanita em direção oposta quando estavam a defecar.

2. Foi pedido ao participante que colocasse papel higiénico na zona seca da sanita antes de defecar.

3. A tampa do OC-Light foi aberta e a amostra de fezes foi recolhida raspando ou picando as fezes com a extremidade da sonda durante 5-6 vezes.

4. Inserir o tubo de amostragem no frasco de amostragem, fechar a tampa e agitar o frasco durante algumas vezes.

5. O frasco de amostragem foi colocado num saco de plástico fornecido e enviado para o centro de recolha.

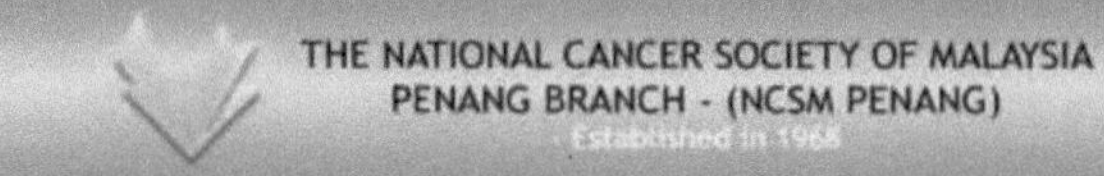

How To Collect Stool Sample

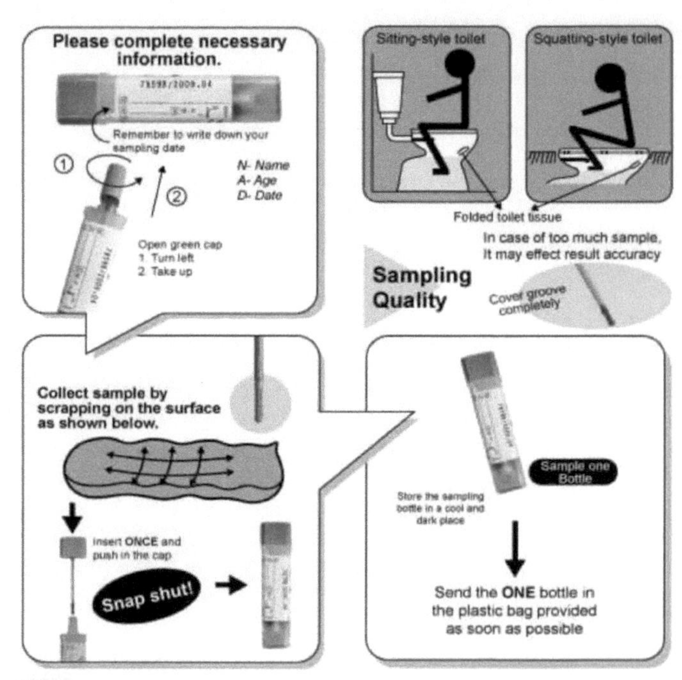

Distributed by: Nagase (M) Sdn Bhd   Tel: 03-2282 1611   Fax: 03-2282 1899

APÊNDICE D

Resultado de 2nd e 3rd Teste FOBT

Variáveis	Frequência (n=29)	Percentagem (100)	Positivo (n=7)	Negativo (n=22)	Terceiro teste (n=1)
Género :					
Feminino	17		4	13	1
Masculino	12		3	9	
Idade do inquirido (anos) :					
< 50	3		1	2	
50-59	7		1	6	
60-69	14		4	10	1
70-79	1			1	
>80	4		1	3	
Sem dados					
Etnia :					
Chinês	27		6	21	1
Indiano	2		1	1	
Malaio					
Outros					
Sem dados					
Religião :					
Buda	18		5	13	
O cristianismo	2			2	
Hindu	1			1	
Islão	1		1		
Católico					
Taoísmo					
Livre pensador					
Sem dados	7		1	6	1
Estado civil :					
Casado	19		5	14	
Individual	3		1	2	
Quadro 4.2 Continuação					
Viúva/viúvo	3			3	
Outros	1		1		1

Sem dados	3		3	
Profissão :				
Reformado	13	4	9	1
Sector privado	5	2	3	
Dona de casa/desempregada	5	1	4	
Trabalhador por conta própria	2		2	
Sector público	1		1	
Outros				
Sem dados	3		3	
Nível de ensino :				
Sem escola				
Escola primária	2	1	1	
Ensino secundário inferior	4	2	2	1
Ensino secundário superior	13	2	11	
Certificado	1		1	
Grau	6	2	4	
Outros				
Sem dados	3		3	
Rendimento por mês :				
RM 0-500	3		3	
RM 501-1500	2		2	
RM 1501-2500	6	2	4	
>RM 2500	4	2	2	
Sem dados	14	3	11	1
Língua falada :				
Apenas em malaio				
Malaio e outras línguas	5	2	3	
Não malaio	21	5	16	1
Sem dados	3		3	
Endereço :				
Penang	29	7	22	1

Outros Estados

História familiar de cancro :				
Sim	9	3	6	
Não	15	3	12	
Sem dados	5	1	4	1

APÊNDICE E

LISTA DE PUBLICAÇÕES

1. Concurso de posters para a 4th Conferência Nacional de Investigação Clínica (NCCR) 2010, 02-04 de junho de 2010. Título: Avaliação de um Programa de Rastreio Colorrectal utilizando o Kit de Teste de Sangue Oculto nas Fezes (FOBT) no Estado de Penang, Malásia. Local : Royal Chulan Hotel, Kuala Lumpur, Malásia.

2. Publicação de resumo no Suplemento A do Medical Journal of Malaysia (MJM), junho de 2010. Título da investigação: Avaliação de um Programa de Rastreio Colorrectal utilizando o Kit de Teste de Sangue Oculto nas Fezes (FOBT) no Estado de Penang, Malásia. Disponível em: http://www.e-mjm.org/2010/CRC_2010_supA.pdf/ , página 82.

3. Apresentação oral na Cimeira Asiática de Oncologia (AOS) 2014, 11-14 de abril de 2014, no Shangri La Hotel, Kuala Lumpur. Organizado por : Elsevier. Título: Avaliação de um Programa de Rastreio Colorrectal utilizando o Kit de Teste de Sangue Oculto nas Fezes (FOBT) no Estado de Penang, Malásia.

4. Resumo de publicação no European Journal of Cancer (EJC). Título: Avaliação de um Programa de Rastreio Colorrectal utilizando o Kit de Teste de Sangue Oculto nas Fezes (FOBT) no Estado de Penang, Malásia. Disponível em : Scopus ou : http://www.ejcancer.com/article/S0959-8049(14)00299-8/pdf.

5. Apresentação oral no 1º Colóquio de Pós-Graduação em Investigação Translacional 2014, 09-10 de setembro de 2014, no Instituto Médico e Dentário Avançado (AMDI) da Universiti Sains Malaysia, Pulau Pinang, Malásia. Título: Avaliação de um Programa de Rastreio Colorrectal utilizando o Kit de Teste de Sangue Oculto nas Fezes (FOBT) no Estado de Penang, Malásia. (Re-apresentação).

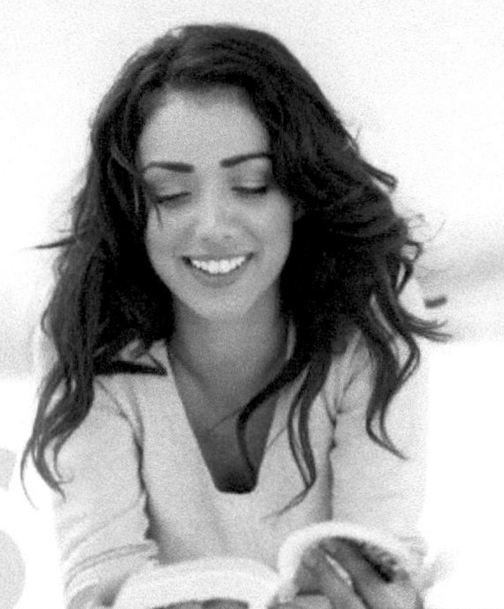

yes
I want morebooks!

Buy your books fast and straightforward online - at one of world's fastest growing online book stores! Environmentally sound due to Print-on-Demand technologies.

Buy your books online at
www.morebooks.shop

Compre os seus livros mais rápido e diretamente na internet, em uma das livrarias on-line com o maior crescimento no mundo! Produção que protege o meio ambiente através das tecnologias de impressão sob demanda.

Compre os seus livros on-line em
www.morebooks.shop

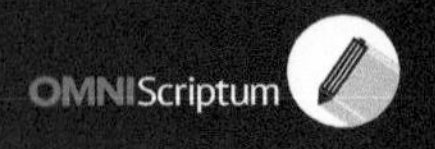

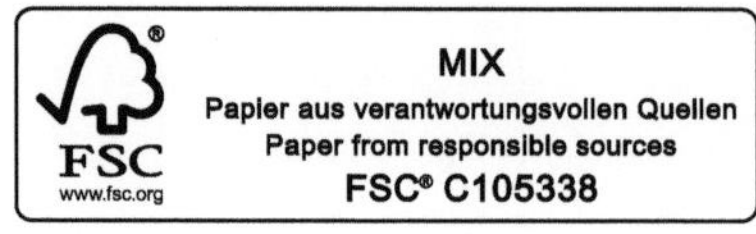

Printed by Books on Demand GmbH, Norderstedt / Germany